BUZZ

© 2022, Buzz Editora
© 2022, Susana Moscardini

Publisher **Anderson Cavalcante**
Editora **Tamires von Atzingen**
Assistente editorial **João Lucas Z. Kosce**
Estagiária editorial **Letícia Saracini**
Preparação **Silvia Massimini Félix**
Revisão **Alexandra Misurini, Carina Muniz**
Projeto gráfico **Estúdio Grifo**
Assistente de design **Nathalia Navarro**

*Nesta edição, respeitou-se o novo Acordo Ortográfico
da Língua Portuguesa.*

Dados Internacionais de Catalogação na Publicação (CIP)
de acordo com ISBD

M895d
Moscardini, Susana
*Doula: Mulheres que se ajudam no momento
mais importante da gestação* / Susana Moscardini
São Paulo: Buzz Editora, 2022
144 pp.

ISBN 978-65-5393-129-9

1. Maternidade. 2. Gestação. 3. Planejamento. 4. Parto.
5. Doula. I. Título

2022-2669   CDD 869.8992
                                                       CDU 821.134.3(81)

Índices para catálogo sistemático:
1. Maternidade 306.8743
2. Maternidade 392.34

Elaborado por Odilio Hilario Moreira Junior, CRB-8/9949

Todos os direitos reservados à:
Buzz Editora Ltda.
Av. Paulista, 726, Mezanino
CEP 01310-100 – São Paulo/SP
[55 11] 4171 2317 | 4171 2318
contato@buzzeditora.com.br
www.buzzeditora.com.br

Susana Moscardini

DOULA

Mulheres que se ajudam no momento
mais importante da gestação

*Para os meus filhos, Rafael e Lucas,
sem os quais esta deliciosa jornada
não teria acontecido.*

Para cada mulher, ponto de partida
para novas vidas neste planeta.

INTRODUÇÃO

Estar grávida e em busca de um parto humanizado, no Brasil, pode despertar um grande sentimento de solidão. O caminho parece longo, a jornada se mostra inalcançável e somos constantemente desencorajadas, amedrontadas e desestimuladas. Que emoções vivenciamos quando nos descobrimos grávidas e à procura de uma experiência respeitosa, em que possamos ser as protagonistas, mas morando em um país que está entre os campeões mundiais em número de cesáreas? Encontrar eco para nossa voz traz uma sensação de pertencimento, envolvendo nosso coração com paz e esperança.

Como gestante, vivi na pele essa jornada solitária na busca pelo parto normal. Passei pela avalanche de sentimentos entre o desestímulo e a pressão para aceitar a comodidade de uma cesárea agendada. Fiquei perdida, sem acesso às informações que envolvem a chegada de um bebê, mas tinha uma vontade gigantesca de achar apoio em algum lugar seguro. Então, como não dividir o que encontrei? É simplesmente impossível.

Alterei todo o curso da minha vida profissional depois do nascimento de meus filhos. Era necessário e urgente compartilhar com outras pessoas todos os detalhes dessa busca pelo parto normal. Tornei-me educadora perinatal, ofereci minha casa como sala de aula e iniciei um grupo de apoio ao parto, pelo qual já passaram mais de duzentas grávidas. Segui nesse caminho ao me tornar doula, para ser suporte contínuo e fonte de informação a quem deseja enfrentar essa jornada.

A vontade de escrever este livro surgiu por causa do sentimento de insatisfação em relação à realidade na qual estamos inseridas, que desencoraja mulheres a respeito de sua própria força e as desestimula a acreditar no poder inerente aos seus corpos. O caminho para o parto humanizado pode parecer longo e solitário, e, por isso, quero que este livro seja como um abraço caloroso, para que você saiba que não está sozinha nessa busca.

O parto é a grande poesia do corpo feminino em sua trajetória de trazer novos seres humanos à vida; resgatar esse olhar é se reconectar com a naturalidade do processo. Depois do nascimento de meus filhos, Rafael e Lucas, abracei como missão de vida o desejo de fortalecer gestantes. Por isso, quero dividir para somar com você, partilhando minha experiência como gestante, educadora perinatal e doula. E, assim, espero que você sinta, ao longo destas páginas, meu abraço.

1

Muitas gotas de suor acumuladas sobre o lábio superior da boca. Seu nome é mulher; e seu sobrenome, força. O músculo que se estende até seu ponto máximo para permitir a passagem de algo novo. Arde. Queima. A iminência de que rasgará. A vida abrindo o peito e chegando forte e naturalmente. O grito entrecortado, antes agudo, agora grave e visceral, empurra aquele bebê para baixo. *Vem, meu filho, nasce!* O desespero natural do expulsivo, a saída desejada da cabeça. É o corpo humano no ápice de sua potência. A saída quente e escorregadia explode em um delicioso grito de alívio. Prazer. Em que momento começamos a duvidar de nossa força?

O caminho para o nascimento não é uma linha reta, definitivamente. Algumas mulheres terão muitas expectativas, outras, nem tanto. *O que devo fazer no parto?* Faça o que sentir vontade. O comando de tudo está exatamente dentro de você. Acredite em seu corpo e se desligue do mundo racional. Deveríamos ser instruídas dessa maneira no decorrer da gestação, mas, de modo curioso, é o exato oposto o que acontece. Descobri isso na pele durante minha primeira gestação.

Não era a primeira vez que eu entrava naquele consultório, mas era o que parecia, pois a obstetra não se lembrava de mim e não tinha mais minha ficha. A primeira vez não havia sido muito feliz, fui para fazer exames de rotina e, como já pensava em engravidar, falei a ela sobre meu sonho de um parto na água. A resposta foi rápida e cortante: *Você não vai conseguir fazer isso aqui no Rio de Janeiro, lugar nenhum aqui*

13

faz parto na água, isso não existe. Minha cara foi um misto de surpresa e choque. Só consegui falar um: *Ah, é mesmo?* Fui embora da consulta com a certeza de que nunca mais voltaria.

A vida é curiosa, e aquele ditado é uma grande verdade: *o mundo dá voltas.* Consultei-me novamente com essa obstetra por recomendação de uma amiga. O consultório era perto de minha casa, mas minha amiga cruzava a cidade só para passar com essa médica. Resolvi dar uma segunda chance a ela. Consultório lotado, espera por horas a fio. Sua resposta de anos atrás ainda ecoava em minha cabeça, mas eu queria tentar de novo. *O que te traz aqui?* A gravidez não estava aparente e, quando relatei a desconfiança, a obstetra me levou para a mesinha, fez um exame de toque e disse: *Gravidíssima.* Voltou para a sua mesa e começou a imprimir muitos papéis. O único barulho que escutávamos era o da impressora. No fim, ela me entregou tudo e ficou me olhando com um "carão". Silêncio.

Quebrei o silêncio, na tentativa de desfazer aquela primeira impressão. Disse, como se já não tivesse ouvido a resposta: *Sonho com um parto na água.* Mais uma vez, uma resposta curta para um tema que merece ser conversado por horas: *Ainda está cedo para discutirmos isso!* Choque, confusão, revolta, incredulidade. Eu era uma ebulição de sentimentos. Como assim era cedo para discutir? Desde quando é cedo para falarmos de um assunto tão cheio de detalhes? Quis me levantar e ir embora. Senti muita raiva. Senti-me silenciada e sem poder algum para falar sobre como eu gostaria que meu filho chegasse ao mundo.

Vazio. Essa foi a sensação. Eu tinha ido até ali para ter respostas, já que era minha primeira gravidez. Ora, são muitas dúvidas, muitas expectativas. Não estava preparada para respostas tão cortantes. Sentada ali, percebi que tudo naquela consulta havia sido escasso. Pouco olho no olho, poucas palavras, pouca conexão. Pela segunda vez, me senti perdida quando, na verdade, estava ali justamente para me encontrar. Tinha esperado essa primeira consulta para me livrar da pressão que outras pessoas imputavam em mim e, de repente, nem ali eu poderia conversar sobre o óbvio. Como assim? Eu não entendia: se estava grávida, por que não podíamos conversar mais sobre o parto?

2

O toque do celular ecoou por todo o quarto. Levantei de sobressalto com o som forte e em menos de um minuto já estava de pé, com o telefone nas mãos. Todos na casa dormiam profundamente, enquanto eu andava apressadamente para me trancar no banheiro. *Alô?* Eram duas e meia da manhã, mas eu sempre acordava rápido para atender às minhas doulandas.[1] *A bolsa estourou, enviamos foto.* Pausa. Atenção aos detalhes. Falamos tudo o que já tínhamos conversado antes. É comum que as doulas passem informações nos encontros anteriores ao parto, porém, quando o grande dia chega, é claro que a semente do frio na barriga cresce dentro de nós.

Apenas contrações leves e irregulares. *Já enviaram a imagem para o obstetra também? Vou olhar a foto e nos falamos em seguida.* Era evidente: na imagem se via uma pequena poça de líquido esverdeado. Sinal de mecônio. *Gente, a primeira coisa a fazer é ligar para o obstetra. Liguem agora.* Em paralelo, fui agilizando minhas coisas e deixando tudo pronto para ir à maternidade. Minha mala de doulagem já ficava preparada quando eu tinha gestantes a termo.[2] Estávamos, eu e a equipe do parto, com uma grávida no alto das suas quarenta semanas de gestação. Expectativa. O mais importante da preparação para o parto é a informação. Tudo começa por aí, a base. Sem informação – de boa qualidade –, não

---

1 Doulanda é a forma como uma doula se refere à mulher que a contrata.
2 Gravidez a termo é aquela a partir de 37 semanas de gestação, quando os bebês que entram em trabalho de parto e nascem de forma espontânea não são mais considerados prematuros.

há como tomarmos decisões conscientes. E a informação é clara: se existe mecônio no líquido amniótico, é obrigatório que o obstetra faça uma avaliação do bem-estar fetal o mais cedo possível. *Liguem para o obstetra agora e depois me contem.*

Respira. Um passo de cada vez. Eu caminhava rápido e meus pés acompanhavam as batidas aceleradas do meu coração. *Ok, primeiro passo: jogar uma água no corpo, depois escovar os dentes, descer e aguardar as próximas notícias.* A tela do celular acendeu. Uma nova mensagem. *Vamos para a emergência avaliar, enviaremos notícias.* Voltei a dormir no sofá da sala, já de banho tomado, roupa e sapatos postos, e com minha mala ao lado. Sentia todas as vibrações do celular. De tempos em tempos, eu abria os olhos e dava uma verificada no aparelho. *Vamos internar. Está tudo bem com o bebê, mas o obstetra indicou monitorar os batimentos cardíacos por conta do mecônio.* Um atendimento individualizado e personalizado de acordo com a demanda. Isso é o que todas as gestantes mereciam ter. Olhar acurado. Observação de sinais e realização de intervenções quando há necessidade. *Claro! Agora é monitorar. E as contrações?* Continuavam fraquinhas. O combinado com o obstetra era monitorar por algumas horas para que pudessem engrenar e realizar outra cardiotocografia[3] para avaliação. Caso as contrações não evoluíssem, uma indução do parto normal seria necessária.

Flashes. Em meu subconsciente, emergiam as lembranças. Memórias do meu primeiro parto começaram a vir à tona. Fiquei imaginando como o desfecho poderia ter sido diferente se eu tivesse continuado o acompanhamento da gestação com a primeira médica à qual fui. Rebordo de colo[4] e uma sentença: *Vamos*

---

3 Exame realizado para avaliação da frequência cardíaca do bebê.
4 Segundo o dicionário Michaelis, rebordo é "borda revirada ou voltada para fora". Rebordo de colo é uma borda do colo do útero que existe enquanto a dilatação não é total. De acordo com a Dra. Rachel Reed, em tradução livre, o colo do útero não se abre como

reduzir esse rebordo e a dilatação será total. Depois de quase dez horas na maternidade, cedi à redução. Dor! Já tinha lido o suficiente naquela ocasião para saber que dez horas em trabalho de parto para uma primeira vez estava dentro da média. Acontece que, quando é você que está no olho do furacão, além da teoria há também a prática. O cansaço, a dor, a ansiedade, a dúvida. O colo do útero[5] não dilata como uma circunferência perfeita. Ele vai dilatando de maneira desigual, até que, no finalzinho sobra uma rebarba. Como se fosse uma sobrinha em uma das partes que acaba servindo de barreira para a descida do bebê. O desfecho teria sido diferente. Com aquela médica, com certeza eu nem teria entrado em trabalho de parto. E se eu entrasse, ela fizesse o toque e sentisse o rebordo de colo? Proporia reduzir essa sobrinha? Na minha cabeça não existia dúvida. Eu teria ido para uma cesárea.

Acordei por completo, havia chegado a hora. *Susi, ela está te chamando!* Quando os bebês me chamam, eu vou. E ela estava chamando. Sua mãe precisava de ajuda para superar as ondas. Nada foi necessário, aquele bebê decidiu que não precisaria de indução, e o trabalho de parto se intensificou de forma natural. Fui para a maternidade encontrá-los às seis da manhã. Um belo amanhecer como testemunha do que se anunciava. Uma nova vida estava para nascer. Entrei no carro e sorri.

---

um círculo perfeito. Ele se abre vindo de trás para a frente, como se fosse uma elipse. [...] Em algum momento durante o trabalho de parto, quase todas as mulheres vão ter um rebordo anterior, porque esta é a última parte do colo do útero a ser puxada sobre a cabeça do bebê (Rachel Reed, "The Anterior Cervical Lip: How to Ruin a Perfectly Good Birth". *MidwifeThinking*, 15 jun. 2016. Disponível em: https://midwifethinking. com/2016/06/15/the-anterior-cervical-lip-how-to-ruin-a-perfectly-good-birth/).
5 Parte do útero localizada no final da vagina.

3

Não sou de rodeios. Na maior parte das vezes chamo o carro pelo aplicativo e entro dizendo que sou doula,[6] que há uma gestante em trabalho de parto me esperando. É muito curioso, mas pouquíssimos motoristas sabem o que é uma doula. As reações são as mesmas: um misto de dúvida e agilidade, pois uma mulher está em trabalho de parto. Quantas pessoas já ouviram a palavra "doula"? Poucas. É uma oportunidade para eu falar sobre essa figura desconhecida. Sobre o que eu sou! Certa vez, fui surpreendida. *A senhora é doula! Sei o que é, sim, a senhora faz partos, é parteira!* Parei de respirar no susto. Um minuto de silêncio para me recompor. *Olha, na verdade não é nada disso.*

A senhora faz partos. Atenção aos detalhes. Uma pequena frase que carrega vários significados. *Não, não sou parteira. Não, não faço partos.* Nossos olhos se cruzaram pelo retrovisor e eu pude ver uma ruga de dúvida se formando entre suas sobrancelhas. Ele não havia entendido. A reação que eu via naquele rosto me remeteu a uma situação curiosa. Certa vez, em um cartório, a atendente me perguntou: *Profissão?* Uma resposta rápida e certeira: *Doula.* Ela nem sequer levantou as sobrancelhas como fez aquele motorista. Continuou a escrever e deu continuidade ao meu atendimento. Achei aquilo inusitado, pois não era frequente. Normalmente,

---

6 A doula fornece suporte físico e emocional a gestantes antes, durante e após o parto. Do grego *doúle*, mulher que serve.

passo alguns minutos explicando o que, afinal, é uma doula. E, além disso, o que tal figura faz. Depois de aguardar alguns minutos para o atendimento, fui chamada. Peguei os papéis que precisava assinar e só então entendi por que ela não enrugou a testa em dúvida. No formulário constava: *Profissão: do lar*. Ora, então ela também não havia entendido nada.

A situação pedia uma resposta completa. Para mim, não era problema; falar sobre partos é meu passatempo preferido. Explicar o que uma doula faz, o segundo preferido. *Doula não é parteira.* A doula é uma profissional não técnica que ajuda a mulher, fornecendo, antes do parto, informação com base na ciência, com educação perinatal, cuidando do ambiente durante o parto e ajudando a lidar com a dor das contrações com muita massagem, sugestão de respirações e posições. Além disso, quem faz o parto é a mulher.

Olhei para o relógio e percebi que não teria mais tempo para detalhar aquele universo misterioso ao motorista. Estávamos quase chegando à maternidade.

Essa dúvida teima mesmo em aparecer. Não somos parteiras. Não somos profissionais técnicas. Não fazemos toque para verificar dilatação. Não fazemos ausculta do coração do bebê. Não fazemos nenhum procedimento técnico e médico durante a gestação, o parto e o pós-parto. Nosso papel não é esse. Somos o suporte contínuo, o apoio, o abraço, o olhar que acalenta. Somos a mão que sustenta e ajuda a aliviar a dor, somos a palavra de encorajamento, somos presença. Somos capazes de oferecer suporte físico, emocional e informativo à gestante.

A forma como nos referimos ao processo do parto faz muita diferença em como encaramos os fatos. Há de se ficar atenta às mensagens subliminares deixadas para nossa mente subconsciente. *Quem faz o parto é a mulher.* É algo que falo muito para minhas doulandas. É comum ouvir as pessoas confundindo doulas com parteiras – o que não somos –, e talvez mais comum ainda seja ouvir as próprias mulheres falando por aí que estão à procura de um obstetra que faça seu parto normal. O obstetra realiza intervenções, faz toque, ausculta batimentos cardíacos do bebê, indica a aplicação de oxitocina, faz cesárea. Mas parto, não, isso ele não faz. É o corpo da mulher, seu útero, seu coquetel de hormônios, a mulher em toda a sua completude, que faz o parto aconte-cer. O obstetra ou a enfermeira obstetra são os profissionais graduados que mantêm a vigilância do processo, analisando seu desenrolar natural e, caso algum problema aconteça, fa-zendo uma intervenção para resolvê-lo. Isso é o que deveria acontecer na maior parte das vezes. Escolher um obstetra que trabalha respeitando o protagonismo feminino e que faz intervenções quando necessário será uma grande diferença na experiência da gestante.

4

Uma mulher que produz um ser humano dentro de si. Dois corpos que trabalham em uma sintonia perfeita entre hormônios, músculos, respiração, suor, sangue e até lágrimas para dar a vida. Há uma beleza intangível no parto. Somos nós, portais de passagem e primeira morada de novas pessoas. É no nosso corpo, com nosso corpo, através do nosso corpo. Parir é se perder e se achar dentro de si mesma.

Cheguei de mansinho ao hospital, encostei minha mala na parede e parei em frente à porta. Respirei fundo. Conectei-me com meu lado profissional e segui. Girei a maçaneta. Entrei. É preciso ter respeito pelo processo.

Ouvi o som da água caindo no chuveiro. Gemidos, gritos, raiva. Algo acontece durante o trabalho de parto: somos obrigadas a encarar a avalanche de sensações corporais. Intensidade. Entrei no banheiro e encostei a cabeça no boxe. Sorri. Nossos olhos se cruzaram. Em um trabalho de parto, poucas coisas são ditas por palavras. Como doula, mantenho-me atenta aos pedidos das gestantes, sussurrados com os olhos ou gritados com a garganta. Detalhes. Abri minha mala e instalei o difusor na penumbra do banheiro, preenchendo o ambiente com o aroma dos óleos essenciais.

Durante o trabalho de parto, saímos da órbita do neocórtex e mergulhamos em um mundo paralelo conforme as contrações avançam. Somos levadas pelos hormônios para camadas mais profundas e primitivas do nosso cérebro. Nós nos perdemos na "partolândia". A intensidade das sensações corporais da minha doulanda aumentava, assim como sua irritação. De tempos em tempos, a enfermeira da maternidade entrava no quarto para auscultar os batimentos cardíacos do bebê. Como havia mecônio no líquido amniótico, esse monitoramento era ainda mais importante.

O mecônio é uma substância pegajosa e esverdeada que preenche o intestino do bebê. Quando eliminado dentro do útero, faz com que o líquido amniótico adquira uma coloração também esverdeada. O bebê pode eliminar mecônio em sinal da maturidade do intestino, ou em resposta a um quadro de sofrimento fetal intrauterino.[7] Todo detalhe é relevante. É preciso observar a quantidade de mecônio no líquido – se houver uma quantidade de líquido satisfatória, essa substância fica diluída. Do contrário, o mecônio torna-se espesso, papa de ervilha, fator que preocupa ainda mais o obstetra e indica que provavelmente haverá necessidade de uma intervenção imediata. A presença dessa substância, então, é um sinal de alerta. A importância da observação médica aos sinais e a verificação dos batimentos cardíacos do bebê são fatores que indicarão se ele está bem ou não. Assim, o obstetra identifica como proceder.

A cada avaliação, tranquilidade. O mecônio era fluido e as batidas do coração estavam com uma frequência maravilhosa. Tudo no parto é regado a observação e paciência. E ação, para que a segurança da dupla mãe-bebê seja garantida. *Vamos descer para a sala de parto, você está com cinco para seis centímetros de dilatação.* A verificação feita pelo obstetra confirmou que

---

7 Ruth Hitomi Osava et al., "Fatores maternos e neonatais associados ao mecônio no líquido amniótico, em um centro de parto normal". Disponível em: https://www.scielosp.org/article/rsp/2012.v46n6/1023-1029/en/.

tudo estava fluindo bem. Na sala de parto, ofereço tudo o que é possível à mulher, com o objetivo de que ela encontre conforto durante cada contração. Métodos não farmacológicos de alívio. A presença da doula em si auxilia nesse processo. Somos uma intervenção benéfica para a mulher. Ter uma doula diminui comprovadamente o uso de analgesia farmacológica, o tempo do trabalho de parto, o uso de oxitocina e a ocorrência de parto instrumental e de cesárea.

O tempo vai desacelerando e às 14h57 daquela tarde de sábado ele para. Momento de euforia. Um chorinho surge e, de repente, preenche toda aquela sala com vontade. São 49,5 centímetros de muita saúde e fofura: ela chegou de maneira natural.

5

A única regra do parto é que não existe regra nenhuma. A mala preta ficou abandonada na recepção da maternidade. Todos simplesmente entraram na sala de parto. Apenas minha mala de doulagem ficou encostada em uma cadeira qualquer daquela recepção vazia. Que bom que estava vazia. *Vamos, vamos, por aqui, deixa eu te examinar,* falou o obstetra ao nos receber. Seguro com força a mão da minha doulanda, meu crachá pendurado no pescoço me identificando. *Dilatação evoluída, chama o elevador agora.* As contrações vieram com tudo e evoluíram rápido. Aquele bebê estava pronto para nascer. E decidido.

A voz de Nice era doce e bem suave quando, meses atrás, ela me chamou em um cantinho depois que a reunião do grupo de gestantes terminou. *Então, Su, queria saber mais do seu trabalho de doula e simular um orçamento.* É sempre especial ser escolhida por uma gestante. O início de uma jornada. Estabelecer um contrato de doulagem é estabelecer um vínculo. É trabalho, mas também é observar a formação de uma nova família. É esclarecer dúvidas, é dar suporte em toda a logística da gestante, é elaborar planos. E, nesse caso, os planos teriam de ser muito bem definidos.

Deixei-os à vontade, pois não conseguiria assumir esse compromisso. Eu viajaria de férias nove dias antes da sua data provável para o parto (DPP).[8] Não seria possível, e ela

---

8 De acordo com a curva de Gauss do American College of Obstetricians and Gynecologists e a distribuição de nascimentos nas idades gestacionais, cerca de

ficou balançada com isso. Existe uma brincadeira – mas que tem todo um fundo de verdade – que diz que a DPP é a data mais improvável para que o parto aconteça. Pouquíssimos bebês nascem exatamente na DPP, que é quando as gestantes completam quarenta semanas de gestação. Uma parcela ainda menor de bebês nasce antes da DPP. Grande parte dos bebês passa dessa data e acaba nascendo depois das quarenta semanas. Eu não estaria mais na cidade. Passei a ela nomes de algumas amigas.

Quando as coisas têm de acontecer, elas simplesmente acontecem. Para minha surpresa, Nice decidiu me contratar como doula, mesmo sabendo que eu viajaria nove dias antes de ela completar as quarenta semanas. Precisei deixar tudo bem claro: *Vocês sabem que a probabilidade de o bebê nascer comigo aqui na cidade é quase zero, né, gente?* Eu precisava me certificar de que todos os pingos tinham sido colocados nos is. Fiz o contrato já com o nome certo da doula backup que assumiria essa doulagem para mim. Toda doula precisa ter uma backup, ou pelo menos deveria ter. Eu não abria mão – e não abro até hoje – de deixar sempre claro que, eventualmente, precisarei pedir à minha backup que assuma a doulagem para mim no caso de haver algum impedimento para atender ao parto em questão. Um exemplo é quando mais de uma gestante entra em trabalho de parto ao mesmo tempo, ou quase ao mesmo tempo, inviabilizando que você esteja

2,5% dos bebês nascem antes das 37 semanas (os considerados prematuros); 20% dos bebês nascem entre 37 e 39 semanas de gestação; 60% dos bebês nascem entre 39 e 41 semanas de gestação; 15% dos bebês nascem entre 41 e 42 semanas de gestação. Gestantes que ultrapassam as 41 semanas de gestação precisam realizar monitoramento do bem-estar fetal de acordo com avaliação do médico obstetra para tomada de decisão.

com duas mulheres simultaneamente. E para aquele caso já estava certo, e eu mesma acreditava que o parto só aconteceria durante a minha viagem. Só que isso não estava nos planos do bebê.

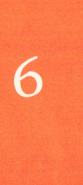

Furacão. É assim que eu defino esse atendimento. Do começo ao fim. Nice não havia decidido qual obstetra a acompanharia, nem o hospital onde teria seu bebê. Já tinha ido em vários profissionais, mas não se identificara com nenhum deles. Na verdade, ela já havia escolhido o médico, porém a principal maternidade onde ele atendia o parto não era coberta pelo plano de saúde dela. Sua esperança já estava se esgotando, mas a busca não podia parar. Mais uma vez, quando as coisas têm de acontecer, elas acontecem. Muitos chamam de coincidência, mas eu prefiro acreditar que não. Tudo estava escrito. O empurrãozinho necessário para que ela contratasse esse obstetra estava prestes a chegar.

Naquele dia, eu não era a escolha principal. Mas foi ali que vivi o empurrãozinho do Universo para que Nice pudesse contratar o obstetra que queria. Toda doula precisa de uma backup, certo? E naquele dia eu tinha recebido um telefonema de uma amiga que precisava da minha ajuda como backup. Ela estava atendendo um parto, e outra doulanda dela estava internada em trabalho de parto no extremo oposto da cidade. Era a coincidência de que eu e Nice precisávamos. Fui auxiliar minha amiga e assumi esse parto para ela. Como eu conhecia bem o obstetra, aproveitei a oportunidade para perguntar se ele atendia em alguma das maternidades que o plano de Nice cobria. Apenas uma de toda aquela lista. Era o suficiente.

Não estou acreditando, quase caí para trás, foram as palavras de Nice quando ela descobriu que conseguiria contratar o médico humanizado que tanto queria. Vamos ser sinceros, ela teve de se jogar de cabeça. Isso porque a única maternidade em que esse obstetra poderia atendê-la era a mais distante. Mas você se lembra de que os planos, nesse caso, teriam de ser muito bem definidos, certo? Pois bem. Desde a visita para conhecer a maternidade, até a análise de todas as possibilidades e a montagem da logística no dia do parto, tudo estava sendo colocado na ponta do lápis. Só que a única regra do parto é que não existe regra nenhuma. E a sensação que tenho é que, quanto mais planejamos, menos temos esses planos nas mãos. Planeje-se, defina todas as variáveis, converse até a exaustão com sua doula e com seu obstetra, mas, em algum momento, entregue, confie e agradeça. Entregue-se ao processo.

Em uma segunda-feira despretensiosa recebi as primeiras mensagens com a sequência de contrações. O incômodo era crescente. Arrumei minha mala e fui. No caminho, enviei uma mensagem ao obstetra para nos comunicarmos. As contrações ainda estavam curtas quando cheguei à casa dela. Ah, os mistérios do parto! A enfermeira obstetra chegou logo em seguida, mas tudo se amornou e acabamos voltando para casa. Eram apenas pródromos.[9] *Dá uma relaxada, toma um banho quente bem gostoso que as contrações já, já voltam.* A ansiedade natural faz o ritmo das contrações aumentar e toda a dança acontecer. O entardecer é mágico para o parto, e muitas vezes é quando as contrações se intensificam, ganhando ritmo e intensidade, e a mulher entra, de fato, em trabalho de parto.

---

9 Contrações que causam incômodo, porém são curtas (com intensidade fraca, sem ultrapassar quarenta segundos de duração) e não ritmadas – também conhecidos como falso trabalho de parto.

A bolsa estourou, e o início da noite se anunciava. Líquido amniótico transparente, secreções, sangue do colo dilatando, contrações intensas, gemidos. A dança das contrações na sua linda evolução. Um trabalho de parto acontecendo.

Abri a porta do apartamento e não havia dúvidas para mim. O comportamento da mulher muda completamente quando ela está em trabalho de parto. *Vamos para a maternidade?* Todos avisados. Malas, bola de pilates, pasta com documentos, bolsa. *Eu quero ir para a maternidade agora!* A irritação natural do trabalho de parto. As contrações mais intensas e o ritmo forte. Tudo se intensificou como um furacão. Tínhamos de ir, cruzaríamos a cidade. *Helton, me carrega,* e assim, entre chave de carro, pastas com documentos, bola, mala, ela foi carregada nos braços até o elevador. Um parto, um destino e uma via expressa livre de congestionamento. Um bebê que decidiu chegar com 37 semanas de gestação, em um parto tsunâmico. *Não vou aguentar.* Eu encaro fundo os olhos dela e faço com que se lembre do tamanho da sua força. *Estou aqui com você, pode me apertar, pode gritar, estou do seu lado.* Encorajamento.

Envolvo Nice com um dos meus braços para que ela fique bem confortável, e com a outra mão seguro o celular com o mapa na tela apontado para o marido. *Estamos a caminho,* aviso o obstetra. Furacão é a palavra. Entre curvas, apertos e mensagens trocadas com enfermeira obstetra e médico obstetra, chegamos ao destino. O médico estava na porta e nos recebeu. Seguimos. A mala ficou abandonada na recepção da maternidade. Subimos direto para a sala de parto, e não havia como colocar os óleos essenciais no aromatizador nem usar meu óleo de massagem: tudo havia ficado na minha mala. Um chuveiro quente e um alívio. Por ora, aquele era seu templo: o jato de água. Um pouco depois, a mudança de posição. Liberdade. Entre gemidos, suor, sangue e força, a ponta da cabeça começou a aparecer. Não havia como conter as lágrimas. Uma mulher que já tinha perdido as esperanças, um trabalho de parto que evoluiu na velocidade da luz, mais um bebê que chegou. Quando as coisas têm de acontecer, elas acontecem.

Um corpo que comporta outro corpo. Um corpo que produz outro corpo. Célula por célula, tecido por tecido, órgão por órgão. Até que o organismo completo se forma. O portal para a chegada de novos seres humanos. A única entrada. Temos o poder de dar a vida. A questão que sempre vem à minha mente é: quando começamos a duvidar da nossa força?

Nunca havia pensado sobre parto até descobrir minha primeira gravidez. Foram trinta anos sem considerar esse assunto. De repente, vejo-me grávida e respirando parto por todos os poros do meu corpo. *Ainda está cedo para discutirmos isso!* – a frase da obstetra ecoava na minha cabeça depois daquela primeira consulta. A revolta era crescente dentro de mim. Por vários motivos. Primeiro porque, depois de uma vida sem pensar no tema, naquele momento eu entendia que precisava falar dele a todo instante! Para entendê-lo, para me preparar, para acalmar minha família. Segundo porque eu queria falar sobre isso e me senti silenciada. Ela havia colocado uma mordaça em mim e se distanciado do meu coração. E, assim, somos convidadas a começar a duvidar.

O que você vai querer do parto?, as pessoas me perguntavam, insistentes. Nada daquilo fazia sentido para mim, não havia o que escolher. A coisa funciona de modo natural, igualzinho aos outros mamíferos – a única diferença é que nos comunicamos pela linguagem verbal e não andamos de quatro. Só que não. Além de bicho, somos cultura, crenças e bastante industrialização. Fui descobrindo a pegadinha da coisa aos poucos. *Tem certeza de que quer parto normal, que pode acontecer a qualquer hora? Vai aguentar a dor?* O que as pessoas têm na cabeça para fazer esse tipo de pergunta a uma mulher grávida? Reverenciem-nos, não nos ponham medos. Somos mulheres fabricando gente, perpetuando a espécie, como disse Caetano na música "Força estranha": "preparando outra pessoa". Queria gritar em resposta a todas as pessoas que insistiam em me amedrontar. Precisava fazer alguma coisa, mas o quê?

Solidão. Ninguém me entendia. Estava cansada de repetir a todos que queria um parto normal, e não compreendia tamanha resistência e fixação em quererem que eu acreditasse que a cesárea era a melhor opção. Veja bem, há milênios nascemos de parto normal; o planeta Terra foi povoado dessa maneira. É claro que eu não era contrária à cirurgia quando havia indicação para ser feita. Não parece óbvio? A avalanche de opiniões me sufocava, e o sentimento era de que eu estava me afogando em palpites. Meu marido era alheio a essa discussão e não fazia ideia do meu dilema. De um lado, havia o vazio, do outro, havia o nada, e eu estava perdida nesse meio.

As folhas do caderninho do plano de saúde mostravam vários nomes, mas eu não fazia ideia de qual novo obstetra escolher. Fui pela sorte. Se é que existe sorte nessa escolha. Peguei o lápis, passei por cima dos nomes aleatoriamente até chegar a algum que me agradasse. Pronto, escolhida. Era outra mulher. Parecia uma boa escolha, mas só o tempo iria dizer. Sorriso, simpatia e acolhimento. Pelo menos minha segunda obstetra se mostrou um ser humano muito mais empático. Ainda havia esperança para meus desejos, eu acreditava nisso naquela ocasião. Eu só não imaginava que descobriria, mais uma vez, que estava errada. Trace um objetivo, estude, prepare-se e corra sua maratona. A busca pelo parto humanizado aqui no Brasil não é para amadores.

8

A mensagem havia sido visualizada, os dois risquinhos azuis estavam lá como prova. Nenhuma resposta ao meu comentário. Talvez ela tivesse ficado chateada com o que eu acabara de dizer. Não fico confortável em ser detentora de notícias desagradáveis, mas, como doula, é minha obrigação passar informações honestas e embasadas em estudos científicos. Não é perseguição, menos ainda opinião pessoal. Muitas vezes, recebo uma mensagem no celular de uma gestante me pedindo indicação de médico que atenda parto normal pelo plano de saúde.

Infelizmente não conheço quase ninguém. Minha sensação é de estar em um eterno replay, repetindo sempre a mesma frase. *Tem sim, vou continuar procurando.* Meu desejo genuíno é que encontremos muitos e muitos. Mas não é essa a realidade. Pelo menos é o que nos mostram as evidências. Em média, a taxa de cesárea do setor privado – plano de saúde ou desembolso direto – é quase 90% aqui no Brasil. Números são impessoais, mas eles nos dão um norte para a navegação. Então eles são necessários. Realismo também. Sempre brinco dizendo que não basta procurar pelo parto normal. Já se perguntou que parto normal é esse que o obstetra realiza? Não me parece *normal* subir na barriga da gestante e empurrar o bebê, cortar o períneo da mulher ou obrigá-la a ter seu bebê deitada em uma maca ginecológica. E a Organização Mundial de Saúde também não considera nada disso normal. Se você está nessa busca, procure um profissional que respeite seu protagonismo e que não faça intervenções simplesmente por rotina. Cada mulher é única, cada gestação é única, e as necessidades deveriam ser individualizadas. Por que não enxergar o parto como o evento fisiológico que ele é?

Não é perseguição, muito menos opinião pessoal. Preciso deixar documentado aqui. Lembro-me bem de algumas situações que vivi que comprovam isso e, para ser sincera, me lembrar delas me traz profunda tristeza. Meu coração fica apertado sempre que uma gestante é cerceada nos seus direitos, tem seus desejos tolhidos e não recebe toda a informação que deveria. Até quando? *Por que você não fala primeiro com sua médica antes de me contratar como doula?* Parecia que eu estava prevendo o que iria acontecer. Aqui vou chamá-la Silvana. Assídua nas aulas de ioga para gestantes, nós nos encontrávamos duas vezes por semana. Construímos um vínculo gostoso e, naturalmente, ela sentiu necessidade de me ter como doula no nascimento do seu bebê. *Não preciso falar com ela, não, tenho certeza de que será tranquilo.* Um frio subiu pela minha espinha. Eu sabia que poderia ser bem diferente. Será que aquela médica aceitaria uma doula dentro da sala de parto? O telefonema aconteceu no dia do nosso curso de parto. Ela queria fechar o contrato de doulagem já naquele dia, e eu sutilmente insisti para que ela falasse com a médica. O marido estava com ela e resolveu ligar para a obstetra bem ali na minha frente. *Oi! Estou ligando porque queria saber uma coisa. A Silvana e eu estamos querendo contratar uma doula para estar junto com a gente no dia do parto, tudo bem?* O semblante mudou. De repente, o sorriso não estava mais naquele rosto. Eu já sabia a resposta.

Não me parece justo. Por que impedir a gestante de ter alguém que só traz benefícios? Sinto o nó na minha garganta.

Não falo apenas como doula, falo como uma mulher que teve essa figura nos seus dois partos e pôde usufruir desses benefícios. Mas é muito mais do que isso: de maneira geral, no Brasil, as mulheres e os bebês estão sendo expostos a riscos desnecessários.[10] Somos reconhecidos mundialmente por sermos um país que faz cirurgias cesarianas em excesso. A análise já foi feita pela OMS: vivemos uma epidemia de cesáreas no Brasil.[11] É preciso gritar, sim! Até quando?

---

10 De acordo com Carmo Leal et al., as mulheres brasileiras de todos os grupos socioeconômicos e de risco obstétrico habitual estão sendo desnecessariamente expostas aos riscos de iatrogenia no parto. Os autores da pesquisa ainda pontuam que muitas intervenções desnecessárias foram realizadas, sobretudo nas mulheres de grupos socioeconômicos mais elevados, "as quais podem estar mais propensas a sofrer os efeitos adversos do uso da tecnologia médica". Ver Maria do Carmo Leal et al., Intervenções obstétricas durante o trabalho de parto e parto em mulheres brasileiras de risco habitual (*Caderno de Saúde Pública*, Rio de Janeiro, v. 30, pp. 17-47, 2014).

11 Para a OMS, a taxa de cesárea em um país deveria ser entre 10% e 15%. A média nacional do Brasil é de 52%, sendo que na rede privada essa taxa aumenta para 88% (ENSP-Fiocruz, "Nascer no Brasil: Inquérito nacional sobre o parto e o nascimento". Rio de Janeiro: Fiocruz, 2014).

O alarme soava todas as terças e quintas às seis horas da manhã. Eu me levantava apressada, ajustando pouco a pouco minha respiração. Não perdia aqueles dois dias de aula por nada. Eram meu oásis dentro da gestação. Havia encontrado ali meu espaço – corra atrás disso. A busca pelo parto humanizado não precisa ser solitária. Entre asanas – as posturas de ioga – e muitas aulas de educação perinatal,[12] criei amizades incríveis, fui apresentada ao mundo das evidências científicas. Enfim, paz. Tinha de cruzar a cidade para ter aquelas horas de ioga para gestantes e as aulas de parto. No bairro onde eu morava, não existia nada disso. Falando assim, parece até que foi sorte, mas a verdade é que foi uma busca insistente da minha parte.

Eu já praticava ioga havia algum tempo, e depois que engravidei decidi tentar uma prática direcionada para gestantes. Estava em uma busca dupla: à procura de uma aula de ioga só para grávidas e também de um obstetra humanizado. Quando recorri à ioga, não imaginei que encontraria a solução para minhas duas questões em um único lugar. Àquela altura da minha vida, eu já estava morando em Jacarepaguá, na zona oeste da cidade – fazia quase cinco anos e só encontrei a prática de ioga para gestantes que queria na zona sul. Ah, essa vida que dá voltas! Não sou carioca; sou da terrinha do axé, minha Bahia, e quando me mudei para o Rio de Janeiro para

12 Palestras e cursos com informações básicas sobre parto e puerpério.

fazer faculdade não estava acostumada com as grandes distâncias entre os bairros da cidade maravilhosa. Salvador é uma cidade menor, e tudo parece muito mais perto. Só que, quando aterrissei em terras cariocas, fui morar justamente na zona sul, e assim fiquei por seis anos. Depois que me casei, nos mudamos para Jacarepaguá, e agora estávamos eu e minha pança de grávida atravessando a cidade para ter aulas de ioga para gestantes. Antes tão perto, e agora tão longe. Toda terça e quinta não tinha como não me lembrar daquela música: *"Jacarepaguá é longe pra caramba! Jacarepaguá só se for de carro..."*. Mas eu seguia firme e forte. E gostava daquela pequena jornada.

Não era por acaso que chamava de "oásis" o espaço de ioga que encontrei na gestação. Foram meses sendo apresentada a um mundo totalmente novo dentro do tema parto. Antes, minha busca era solitária e nervosa. Ali, entre tatames e almofadas, músicas relaxantes, além de exercícios físicos, aprendi sobre fisiologia do parto, comecei a entender mais sobre a taxa de cesárea assustadora do Brasil, assisti a palestras de vários médicos, que enfim falavam sobre as recomendações da OMS. Aquele oásis não era só meu, era também do meu marido, que pôde ter seu primeiro contato com esse tema, para além das nossas conversas. Para ele, era mais do que necessário, ainda estava totalmente assustado e despreparado para o que iria viver.

Aquilo ali é uma cabeça? Olhei para o lado e vi meu marido sentado no tatame, encostado na parede, quase se derretendo como uma manteiga na frigideira. *É sim, a cabeça que está saindo*, falei, impaciente, totalmente indignada com a pergunta, tão óbvia. *Parto é muito escatológico, né?*, uma colega ao lado tentou lhe passar mais tranquilidade, pois devia estar com pena, porque meu marido estava branco como papel. A sala pequenina estava cheia, todos os tatames ocupados por casais, era um dos dias possíveis que tínhamos para levar nossos maridos ao espaço de ioga. Em vez de aula com posturas, era dia de curso de parto, um sábado exclusivo para aprendermos detalhes desse processo. *Não quero participar do parto*, subitamente olhei chocada para ele depois de ouvir tal afirmação. *Como assim? Você vai me deixar sozinha?* Estávamos voltando para casa, e eu não podia acreditar que, depois do curso de parto e de aprender várias coisas maravilhosas para o grande dia, fosse essa a mensagem que ele queria me passar. Eu seguia maravilhada com tudo o que estava aprendendo, mas meu marido ainda precisava de mais contato com o tema. Desafio.

Respire fundo e siga seu caminho. Era isso que eu tentava fazer, e aquele foi o primeiro lugar em que senti meu coração se acalmar. Um espaço no qual eu comecei a respirar aliviada e tive certeza de que não era louca nem irresponsável de querer, para o nascimento do meu filho, o que é o natural. Era exatamente assim que eu me sentia na maior parte das vezes, quando conversava com as pessoas; ou melhor, era assim que me faziam sentir. O problema é que, quando você está grávida e inundada por hormônios, qualquer palavra dita pode parecer um tsunami, pode te desestruturar e te fazer duvidar da força do seu corpo e da naturalidade do parto. Perdi as contas de quantas vezes ouvi as mesmas perguntas: *Você quer um parto normal? Louca. Para que colocar a vida do seu filho em risco? Corajosa, hein? Mas vai aguentar a dor? Você é selvagem? Para que isso, com toda a modernidade e tecnologia que temos hoje em dia?*

Eu queria curtir minha gestação, sentir meu bebê mexer dentro de mim e ver crescer a felicidade daquele momento que decidi viver, mas me sentia em um campo minado. Não podia dar um passo ou expressar uma opinião sobre o parto que uma avalanche de desaprovação vinha em minha direção. O parto é um evento fisiológico, é biologia pura. Por que acreditar que algo natural é selvagem? Que definição é essa, afinal? Queria explodir em palavras para todo o planeta: *O nascimento não pode ser industrializado, somos mamíferos, somos animais também.* Nenhum parto cabe dentro de uma caixa predefinida. Cada momento é único, e cada dia eu tinha mais certeza disso. Só restava mesmo celebrar – e muito – quando achei meu oásis! Quando me senti acolhida, ouvida. Quando conheci pessoas que falavam a mesma língua que eu – das gestantes até médicos! Foi ali que tive o primeiro contato com aquele que seria meu médico obstetra e também foi lá que ouvi falar sobre duas ocupações, até então desconhecidas por mim. E, aos poucos, a bióloga e a professora universitária que habitavam em mim foram dando espaço para a doula e educadora perinatal que surgiam sem que eu percebesse. É preciso respeitar os chamados da vida, afinal.

10

A caneta azul esferográfica circulou uma frase da minha ultrassonografia. Várias vezes, para enfatizar. Mais uma consulta com a obstetra que eu havia escolhido. Achei curiosa aquela marcação e, claro, quis saber do que se tratava. *Dorso à direita*, ela falava enquanto fazia os círculos azuis nas duas palavras. As consultas com ela eram agradáveis, e nelas conseguia conversar sobre parto, o que certamente era o mais importante. Naquele dia, saí do consultório com a pulga do dorso à direita atrás da orelha, pois, apesar de ter falado sobre esse ponto, a médica não me explicou em detalhes o que ele significava. Mais tarde, nas aulas de educação perinatal que eu continuava a frequentar, fui entender que dorso à direita significava que o bebê estava com as costas viradas para o lado direito do meu corpo, além de estar de cabeça para baixo. O bebê pode ficar com as costas em várias posições, sem que seja um ponto de alerta na gestação, uma vez que, durante o trabalho de parto, ele participa ativamente, fazendo as rotações que precisa para passar pela pelve da mãe e nascer. *Por que ela circulou isso?* Aquela dúvida ficou ecoando na minha cabeça. Eu mal podia imaginar que, dez anos depois, atenderia um parto em que uma situação semelhante de posicionamento do bebê faria toda a diferença no andamento do processo.

Eu estava na maternidade atendendo um parto em uma manhã de domingo quando recebi a primeira mensagem da Antônia... *Bom dia! Nessa madrugada fiquei acordada das duas às cinco com dor no quadril e um pouco de cólica. Depois, consegui dormir.* A rotina de não ter rotina e nunca saber exatamente o que acontecerá nos seus dias. Depois dessa mensagem, me preparei para a possível necessidade de chamar minha doula *backup*, mas os bebês se organizaram direitinho e não foi necessário. Passei o domingo naquele parto enquanto Antônia, de vez em quando, enviava mensagens para a obstetra dela, que, coincidentemente estava atendendo o mesmo parto que eu. Era meia-noite quando fui embora. Cheguei em minha casa, joguei bem depressa uma água no corpo e capotei na cama com o celular ao lado, no volume máximo. Ainda conseguiria dormir algumas horas antes de me encontrar com ela. A mente estava agitada e, mesmo sem ter recebido telefonema algum, acordei às cinco horas da manhã. Foi só o tempo de trocar algumas mensagens, tomar uma ducha, vestir outra roupa e, em seguida, já estava no carro a caminho da casa deles.

Um potinho de amor. A vontade que eu tinha era enfiar esse casal dentro de um potinho e levar para a vida. Sabe quando você encontra pessoas tão lindas que não existe adjetivo para descrever? Pois eles eram assim. A energia incrível, um carinho imenso, uma doçura que transbordava do peito. Todos os partos são especiais, mas confesso que estava radiante de ter chegado o momento de atender aquele parto. Antônia tinha se dedicado muito aos exercícios para fazer sua bebê dar a cambalhota e ficar cefálica.[13] Os primeiros raios de sol daquela segunda-feira anunciavam os sinais. O que não imaginávamos é que, 24 horas depois, ainda estaríamos na maternidade vendo aquele bebê nascer.

---

[13] Bebê cefálico é aquele que está posicionado de cabeça para baixo no útero.

O parto é feito de sutilezas, e uma das principais funções da doula é sutilmente manter um ambiente calmo e acolhedor. Que haja silêncio, que as portas sejam encostadas, que apenas frestas de luminosidade entrem no recinto. Chegamos à maternidade, e a última avaliação da enfermeira obstetra constatou seis de dilatação. Recepção, elevador, vestiário, troca de roupa, sala de parto, óleos essenciais aromatizando o ar, afirmações positivas espalhadas pelas paredes, o som da água enchendo a banheira: o ambiente estava preparado. Agora era o momento de apreciar o corpo daquela mulher fazendo o trabalho necessário para o nascimento.

Aqueles sons não mudavam nem se intensificavam. Ao contrário do esperado, Antônia vocalizava cada vez menos. Naturalmente, com o avanço da frequência e da intensidade de contrações, é comum – e esperado, inclusive – que a mulher vocalize para aliviar a dor. Algumas emitem sons mais tímidos, outras gritam com vontade, mas o fato é que a vocalização está presente na maior parte dos partos. Além de aliviar a dor, ela também é uma pista do andamento daquele trabalho de parto. Em geral, os sons começam mais tímidos e, conforme as contrações ficam mais frequentes e intensas, a potência liberada pelas cordas vocais também se intensifica. Quando a vontade de fazer força surge, na fase de expulsão do bebê, o tipo de som também muda. Ouça o parto, há a dança do corpo e também há a melodia. As horas iam passando e parecíamos andar de marcha à ré, as contrações cada vez mais fracas e espaçadas. Algo parecia estar fora do lugar.

Posição do bebê, rotação e descida na pelve, tempo de nascer, detalhes. Como é bonito ver as situações desfavoráveis no parto sendo solucionadas com intervenções pouco invasivas e mais seguras. Vibro quando testemunho um parto em que o obstetra não precisa fazer nada além de manter a vigilância. Mas vibro ainda mais quando vejo intervenções sendo feitas na medida certa, trazendo aquele nascimento de novo para os trilhos. O parto é um evento imprevisível, nunca se sabe exatamente como as coisas acontecerão. Alguns são redondos e a jato, outros são suados e precisam de muito mais paciência. Depois de algum tempo de uma nova avaliação, a obstetra identificou uma posição desfavorável do bebê para descer pela pelve. A cabeça tinha "entrado torta" na pelve, e por esse motivo não pressionava adequadamente o colo do útero, como deve ser. A consequência é que, sem a pressão certa da cabeça sobre o colo uterino, o corpo materno não recebia o sinal de que precisava continuar fabricando o hormônio da contração na medida certa. E assim as ondas foram virando marolinhas fracas e insuficientes para empurrar o bebê para baixo. Um intrincado e complexo processo de sinais que se retroalimentam. Era preciso consertar aquele posicionamento da cabeça para que tudo entrasse no eixo de novo.

Foi um trabalho em conjunto. Muitos exercícios para reposicionar a cabeça daquele bebê, entre conversas, risadas e dedicação. *Vamos dançar?*, forró, funk, axé e todo tipo de dança para chamar a ajuda da gravidade. Uma mulher incansável e disposta em todos os exercícios e danças propostos. Nova avaliação da obstetra e a sentença: a cabeça estava alinhada, como tinha de ser. Uma pequena vitória. Agora, a indicação dela era aplicar uma dose de hormônio artificial para auxiliar o corpo a regular as contrações. Intervenções feitas sob demanda, a singularidade de cada parto. E assim, depois de 24 horas e muita garra, Antônia empurrou sua bebê para a vida. A única coisa que nos restava fazer era cair em lágrimas. E foram muitas. Em um grande abraço coletivo, os obstetras, a enfermeira obstetra e eu derramamos muitas lágrimas ao final daquele processo. Um parto conquistado com muita dedicação.

11

Gemidos, gritos e o cronômetro rodando na contagem das contrações. Quando saímos para atender um parto, nunca sabemos a hora em que estaremos de volta a casa: essa é a realidade de qualquer profissional que trabalhe com isso – obstetra, pediatra, enfermeira obstetra, doula ou fotógrafa. *Estou saindo, o trabalho de parto está começando, parece que as contrações estão regulares e a dor já está incomodando*, quase um código nada secreto para dizer ao meu marido que estou indo e não faço a mais vaga ideia de quando volto. *Mamãe, que horas você volta?*, perguntou meu filho mais novo. *Lucas, os bebês demoram para nascer, hoje a mamãe só volta amanhã*, falou meu filho mais velho, totalmente adaptado à *não* rotina do meu trabalho, explicando ao irmão de uma maneira curiosa que não existe resposta certa para aquela pergunta. Algumas vezes, demoro mais de um dia para voltar, em outras, vou, volto e ninguém percebe que saí. Uma vida dinâmica.

Fui dormir com o telefone no volume máximo. Depois de alguns pródromos horas antes, a expectativa de que as contrações engrenassem estava alta. Às vezes, os pródromos vêm e depois somem completamente. Em outras situações, chegam de mansinho, vão tomando conta e as contrações se intensificam no início do trabalho de parto. *Oi, Susana, a Sônia já está muito incomodada com a dor*. Levantei da cama e quase no mesmo instante já havia trocado de roupa. Meu marido e meus filhos dormiam pesado e não perceberam quando saí de casa. Sexta-feira, quatro e meia da manhã e eu estava a caminho da casa deles, apressada. *Em dezessete minutos estou chegando aí. Como estão as coisas?* Quem respondeu foi o marido: *A enfermeira obstetra está a caminho também.* Morávamos perto, e a madrugada é mágica para os deslocamentos: nada de trânsito.

A porta do apartamento foi aberta rapidamente quando cheguei. A recepção foi calorosa, por causa dos cachorros. Os animais ficam curiosos durante o trabalho de parto; há um instinto neles que identifica o que a mulher sente. O melhor aplicativo que existe para marcar contrações são eles: os cachorros vão saber cronometrar direitinho cada sensação corporal. Dei um passo, entrei pela sala e, antes que desse o segundo passo, senti uma coisa peluda passando por debaixo das minhas pernas. O riso foi automático, pois não poderia ter havido melhor recepção. Os cachorros estavam eufóricos, e eu tentava vencê-los para chegar até o quarto. Abri a porta do quarto e encontrei a enfermeira obstetra se preparando para examinar Sônia. *Susana, eu não quero mais isso!* Percebi uma irritação profunda na sua voz. É normal haver um momento do trabalho de parto em que pensamos em desistir – é o que conhecemos como fase da covardia ou fase de transição. *Estou aqui com você, olha no meu olho, respira fundo junto comigo.* O apoio nesse momento é fundamental. *Vamos para a maternidade*, avisou a enfermeira depois de avaliar a dilatação. A cada onda de contração é preciso se concentrar. *Que que é isso?*, Sônia gritava com vontade. *Respira junto comigo...* E eu inspirava profundamente para respirarmos juntas. No carro, lembrei que precisava avisar a fotógrafa que já tínhamos saído de casa. Enviei uma mensagem curta e certeira: *VEM LOGO!!! Estamos a caminho da maternidade.*

Não conseguimos mensurar a sensação dolorosa da mulher. A dor é um sentimento extremamente subjetivo. Costumo pedir às minhas doulandas que não levem em conta apenas a dor, pois algumas mulheres toleram mais e outras, menos. Dessa maneira, não há como saber se um trabalho de parto está ainda no início ou avançado apenas pelo nível de dor. É um conjunto de coisas. O que dói no parto? Sensações corporais, medo do desconhecido, rito de passagem, uma mulher se tornando mãe, receber alguém tão dependente. A dor não é apenas física. Chegamos à maternidade e a irritação dela era grande. Não tínhamos muito tempo a perder na recepção, a banheira com água quentinha precisava ser usada como alívio. *Outra contração!* A partolândia estava no auge. Entre uma massagem e outra na lombar, óleos essenciais e um ventinho gostoso com o leque, alguma trégua. Uma irritação crescente na banheira e depois de pouco tempo aquele lugar não era mais tolerado. Tudo acontecendo muito rápido. *O que é isso?* É a pressão natural da cabeça do bebê, que surge trazendo novas sensações ao corpo. Foi o tempo de sair da banheira, secar-se, pegar a banqueta e sentar-se: poucas contrações com força e a linda bebezinha saiu deslizando pelas mãos do pai e da obstetra para a vida. Um chorinho ecoou no ambiente. A manhã daquela sexta-feira ainda nem tinha acabado e eu já estava de volta à minha casa. Todos dormiam exatamente como os havia deixado. Meu marido se mexeu na cama e me perguntou: *Vai sair para um parto?*

Não, já fui e agora estou de volta.

Algumas vezes vou, volto e ninguém percebe que saí. Realmente uma vida dinâmica.

12

Estávamos passeando com nossas cachorras quando finalmente apareceu a coragem para falar aquela frase. Eu ensaiava havia dias, esperando o melhor momento. Sabia que seria um choque. Ele não tinha compreendido a magnitude da situação. Nosso momento de vida estava ligeiramente caótico: tínhamos acabado de entregar o apartamento onde morávamos, mas nosso novo endereço ainda não havia sido liberado. Estávamos nos ajeitando em uma sala na qual minha sogra guardava alguns móveis. Nós, duas cachorras e a flutuação de humor causada pelos hormônios da gravidez – que funcionava quase como uma terceira pessoa. O sol estava a pino e nossa vira-lata puxava com força a guia da coleira. Um tranco e as palavras saíram: *Marquei consulta com um terceiro médico, vou mudar de obstetra mais uma vez. Esse é particular.* Silêncio.

Não era apenas a pulga do "dorso à direita" que me incomodava. Ao longo do tempo, e quanto mais estudava as recomendações da OMS sobre parto, mais sentia pequenos incômodos com a médica que havia escolhido. Ela era um amor de pessoa e me recebia com muita simpatia, mas eu não estava segura de que o parto com ela seria totalmente natural. A questão, de fato, nem era ser natural ou não, meu ponto principal era não querer que coisas desnecessárias fossem feitas. Intervenções de rotina. Não existe rotina no parto, e eu queria um médico que enxergasse minha individualidade, e estava suspeitando de que em um parto com ela eu não teria isso.

A gota-d'água veio quando eu lhe perguntei sobre episiotomia,[14] conhecida popularmente como "pique". *O que acontece de fato durante o parto?*, questionei, querendo o máximo de detalhes. *Você vai sentir as contrações, vamos nos encontrar na maternidade...* Antes que ela pudesse terminar a resposta, complementei a pergunta. *E aquele pique? Tem mesmo que fazer?* Ela devolveu com um questionamento: *Mas como é que um cabeção vai passar por um buraquinho desse tamanho?*, disse, fazendo um sinal com os dedos da mão, como se indicasse um buraquinho minúsculo. Gelei. Absolutamente não gostava da ideia de cortarem meu períneo com um bisturi já que não se observam benefícios para o uso desse corte.[15] Além do mais, a recomendação da OMS é que não se use esse recurso rotineiramente.[16]

Por que gastar dinheiro se temos plano de saúde? Eu já imaginava que ele daria essa resposta. A gangorra hormonal me levou em seus braços. *Então deixa me fazerem sete camadas de corte sem necessidade, oras. É porque não é na sua barriga*, explodi na emoção. Tive de mostrar ao meu marido a taxa de cesárea dos médicos de plano de saúde mais uma vez. Eu só queria ter a oportunidade de viver a experiência que realmente fosse necessária e não ser atendida por alguém que só faz cesáreas ou que atende um parto normal realizando todas as intervenções de rotina. Ele não entendia, mas resolveu confiar em mim.

---

14 Incisão artificial feita com tesoura ou bisturi no períneo da mulher.
15 M. M. Amorim et al., Selective Episiotomy vs. Implementation of a Non-
-episiotomy Protocol: Randomized Clinical Trial. *Reproductive Health*, v. 14, n. 55, 24 abr. 2017.
16 Organização Mundial da Saúde, WHO *Recommendations*: *Intrapartum Care for a Positive Childbirth Experience*. Suíça: OMS, 2018.

Cheguei pontualmente e dei três batidas na porta de madeira. A recepção estava vazia, e fui recebida com um sorriso. *Ele já vai te atender. Está terminando uma consulta.* Os cabelos grisalhos chamavam a atenção, e a risada forte preenchia todo o ambiente. Ele me olhou como se soubesse exatamente o que eu queria. *Olha, vou direto ao ponto, porque você já é o terceiro obstetra que procuro. Quero um médico que atenda o parto da forma mais natural possível e que não me empurre uma cesárea sem necessidade. Meu sonho é um parto na água, e a primeira médica que fui disse que isso não existe aqui no Rio de Janeiro,* falei de um fôlego só. A risada ecoou forte pelo consultório enquanto ele juntava as mãos perto do rosto. *Engraçado, eu atendo parto na água no Rio de Janeiro só há 25 anos.* Enfim o *match*, o casamento perfeito. Eu havia encontrado. Agora me sentia pronta para o nascimento do meu filho.

13

Ó, grande deusa do amor e fertilidade, rainha do céu, dona de uma infinidade de nomes em cada povo e em cada tempo. Seis letrinhas, apenas seis, que juntas representam uma força poderosa que senti percorrer meu corpo assim que as pronunciei pela primeira vez: *Ishtar. Quero ir à reunião desse grupo de gestantes, sábado agora*. Meu segundo e definitivo oásis. Eu já estava com 32 semanas de gestação quando fui à reunião pela primeira vez. Meu marido não parecia muito feliz com minha mais nova ideia, mas estava aberto a conhecer o grupo. Como a ioga, aquela era mais uma atividade que nos faria cruzar a cidade, as reuniões do grupo de gestantes Ishtar também só aconteciam na zona sul. Foi uma sábia e deliciosa decisão, já que, depois desse primeiro encontro, o espaço se tornou nossa segunda casa.

Meu macacão florido fazia a barriga despontar. Curiosamente, ainda me sentia solitária na minha jornada, apesar de já ter escolhido o obstetra humanizado que me deixava tranquila. Considerava fundamental ser acompanhada por um médico que me passasse segurança e que baseasse sua atuação em evidências científicas atualizadas, mas ainda assim queria poder dividir minhas angústias e medos com outras mulheres como eu. Precisava encontrar um lugar onde pudesse falar e ser ouvida, chorar e ser acolhida. O Ishtar era esse lugar. Um grupo com gestantes, como eu, e puérperas contando suas experiências. A força do coletivo, do abraço conjunto, do soluço compartilhado. O segundo oásis de tranquilidade, quase um templo de paz.

A roda estava feita, e as pessoas iam se acomodando entre bons-dias e sorrisos. O sol a pino, o calor escaldante e pessoas dispostas a compartilhar experiências. O grupo ainda estava nascendo no Rio de Janeiro, e me senti encantada por acompanhar esse crescimento de perto. Aquela ainda era uma das primeiras reuniões. Acomodei meu modelito florido recheado com minha pança grávida e ouvi... Ouvi as duas pessoas que mediavam a reunião, uma doula e outra enfermeira obstetra, e ouvi relatos dos participantes. Um divisor de águas. Naquele momento, eu era a gestante que chegava sozinha e saía acompanhada de todo aquele coletivo. Anos depois, seria eu a coordenadora do coletivo, recebendo de braços abertos gestantes em Jacarepaguá. As voltas da vida, os rumos que mudam. Escolhas.

Depois daquela primeira reunião, nunca mais paramos de ir. Éramos presença confirmada na primeira cadeira da roda. O círculo de união entre mulheres. Para mulheres. Feito por mulheres. Mas que também acolhia os homens. O Ishtar funcionava como coração de mãe. A cada relato, mais aprendizados. Ali fizemos amizades incríveis, fortalecemos vínculos, regamos a esperança. Cheguei com 32 semanas de gestação, mas a sensação era de pertencer àquele lugar há eras. Depois de 37 semanas e já na expectativa pelo início do trabalho de parto a qualquer momento, recebi uma chuva de bênçãos e boas energias para o grande dia. Todas as grávidas a termo passavam pelo ritual de despedida. Um colo, como o próprio nome representa. O colo. Cantem à vida e se despeçam dessa mulher, o momento de se repartir se aproxima. "Bem-vindo, meu novo ser, cercado de proteção, de tanto amor, tanta paz, dentro do meu coração..." A música e a voz doce de Isadora Canto,

que embalam os colos que oferecemos hoje no Ishtar Jacarepaguá. Naquele dia fui embalada por alguma música
igualmente amorosa, pelo coro de vozes reunidas e pelas
lágrimas de emoção. Agora, a espera.

14

Paciência, perseverança, mais paciência e silêncio... À meia-
-noite, o dia 10 de setembro se iniciava. Deitada na cama,
embaixo do edredom fofinho, senti alguma coisa diferente
acontecer. Levantei e fui ao banheiro. Parecia o tampão[17] começando a sair e indo embora devagarzinho. Tampão e nada
mais. Ninguém, a não ser eu mesma, percebia o que estava
acontecendo. No dia seguinte, eu teria consulta com meu obstetra. Sinais e a canção que ecoava na minha cabeça: "Tu vens...
Tu vens... Eu já escuto os teus sinais". A consulta aconteceu
logo pela manhã, e o médico confirmou o início do processo
de parto. Pródromos. Agora era aguardar a evolução do corpo
para que o trabalho de parto começasse. De volta a casa, senti
sutis contrações e, com o avançar das horas, percebi que elas,
antes indolores e quase imperceptíveis, já não eram mais assim. Agora eu já as sentia bem, apesar de serem sensações
suportáveis. Ao longo do dia, minhas duas cachorras também
já haviam notado algo diferente acontecendo em meu corpo.

Com o incômodo crescente, pensei em começar a monitorar os espasmos, mas não existia um ritmo bem definido.
À noite, com a ajuda do meu marido, percebi que o ritmo e a
intensidade das contrações estavam começando a ficar inte-
ressantes, mas ainda demoraria um pouco mais para engrenar.

17 O tampão mucoso é a secreção espessa e consistente que sela o orifício do
colo do útero durante a gestação (Balaskas, *Parto ativo: Guia prático para o parto
natural*. 2ª ed. São Paulo: Ground, 2012).

Era meu corpo esquentando para acelerar no franco trabalho de parto. Uma madrugada de companheirismo com meu marido, entre conversas animadas e meus anúncios de "contração!" de tempos em tempos. Eu acocorava, jogava o peso do meu corpo de uma perna para a outra e ele anotava o horário e a duração. Em determinado momento, olhamos pela janela e percebemos que o dia tinha amanhecido. Era um sábado, o dia 11 de setembro chegando, o dia do nascimento.

A força da onda. Eu já não anunciava mais as contrações, não conseguia. Simplesmente apontava para ele e acocorava. Não dava mais para falar a língua dos homens. Assim, ao meio-dia chegamos à maternidade, com seis centímetros de dilatação. Tempo. Ondas. Respiração ofegante. Acalma. Aguarda. O tempo do corpo e da alma. O rito de passagem se construindo. O corpo se abrindo. Pausa. Entre passos e agachamentos ao descer do quarto para a sala de parto da maternidade, quase a dilatação total, a não ser por um rebordinho de colo que insistia em permanecer. Ao sabor do vaivém, conversas, animação e risadas. Uma olhadinha do obstetra de tempos em tempos e monitoramento. Naquela sala, apenas eu, a doula e meu marido. Aquele mundo particular era nosso. Eu não podia acreditar, mas acreditava: meu trabalho de parto estava acontecendo. A ambiguidade dos pensamentos.

Até então, as dores estavam amigáveis, mas o toque do obstetra para tirar o rebordo de colo me deixava louca. Anestesia. Era o que eu precisava naquele momento para respirar, enquanto o rebordo era eliminado pelo obstetra durante o toque. Precisava de trégua para conhecer com calma meu filho. Eu já podia sentir os sinais. Aquela sensação da descida, a pressão, a cabeça. Senti com meus próprios dedos aquela cabeça ainda dentro de mim. Agora era entre nós dois.

Pedacinho por pedacinho dessa descida pelo corpo materno em direção à vida.

A noite já havia chegado e, pontualmente às 22h30, Rafael chegava ao mundo. Ele veio de mansinho, abriu os olhos assim que saiu e quando chorou o fez com vontade. Veio para mim, escorregadio, quentinho, com um cheirinho gostoso de líquido amniótico. Chegou com uma circular de cordão umbilical em volta do pescoço e um nó verdadeiro. Chegou forte e vigoroso, e mamou com destreza. Fiquei meio extasiada, tudo era novo naquele momento. Ele e eu. O pai cortou o cordão umbilical depois que ele parou de pulsar, muitos minutos depois do nascimento. Até então, éramos um, e agora eu estava dando ao meu filho a independência. Respirar sozinho. Romper o cordão que nos conectava. Estávamos meu filho e eu ali, separados no cordão, mas juntos para toda a eternidade.

15

Haviam se passado seis meses da revolução mais avassaladora que eu vivera até aquele momento. Uma ebulição de mudanças no humor, na rotina, na vida. Eu sentia como se estivesse transbordando a todo instante. Precisava dividir aquilo com outras mulheres. Era necessário para mim. Eu amava ser professora universitária e mergulhar na Biologia, mas sentia necessidade de inserir o elemento vida de uma forma diferente. A chegada da vida, nossa vida, dos bebês humanos. Fui de mala e cuia para São Paulo – levando meu bebê de seis meses e meu marido. Nós nos divertimos muito nessa empreitada. Fiz o primeiro curso para me capacitar a trabalhar com gestantes e segui compartilhando meu trabalho como professora com as grávidas. Um mundo de possibilidades e novos profissionais humanizados se abriu para mim, e em uma próxima gestação eu teria muito mais possibilidades.

A maior alegria é poder compartilhar com o outro o que te preenche e te faz feliz. São Paulo se mostrou o celeiro perfeito para essa minha felicidade. Fui à cidade várias vezes ao longo dos anos seguintes, sempre em busca de um novo curso e de novas oportunidades. Nada no parto é estático, nem mesmo a formação de pessoas que se dispõem a trabalhar com esse tema. Todos os profissionais – técnicos ou não técnicos – estão em constante atualização. A fisiologia não muda, mas o olhar que se pode ter sobre ela pode mudar, se aprimorar. Cada um com o olhar compatível com sua atribuição no cenário do parto, pois o parto é um evento multiprofissional. Eu me orgulhava muito de poder oferecer para as gestantes – como doula e educadora perinatal – informação, apoio contínuo e alívio das dores do parto com métodos não farmacológicos. E a vida não podia parar. Segui vivendo minha nova realidade.

Saí do meu primeiro parto monotemática e entusiasta dessa jornada pelo corpo materno rumo ao nascimento. Talvez até demais. Em alguns momentos, eu me via participando de discussões acaloradas sobre o tema. A explosão de sentimentos do puerpério, talvez. Mas eu precisava ecoar pelo mundo a dificuldade que senti na busca pelo parto normal e que a maior parte das gestantes sente. Afinal, 66% das grávidas desejam o parto normal ao descobrirem a gravidez,[18] porém observamos uma quantidade de 88% de cesáreas sendo realizadas na rede privada. Isso mexe com as emoções. E como não mexeria?

---

18 Rosa Maria Soares Madeira Domingues et al., "Processo de decisão pelo tipo de parto no Brasil: Da preferência inicial das mulheres à via de parto final". *Cad. Saúde Pública*, Rio de Janeiro, 30 Sup: S101-S116, 2014.

16

A intenção era ouvir o barulhinho contínuo daquele coração. Um "tum tum tum" que acalenta a alma. Mas o silêncio foi ensurdecedor. De repente, nada. Na tela, uma imagem congelada, de alguém sem vida. Isso dói. Não é o que esperamos, não é o que planejamos. E isso aconteceu no primeiro ultrassom, aquele no qual você espera ter o primeiro contato com seu bebê. Apenas meu olhar atônito para o infinito. Não entendia – ou não queria entender – o que estava acontecendo.

Ele teria entre onze e doze semanas naquele dia em que fomos fazer a primeira ultrassonografia, mas descobrimos que havia parado seu desenvolvimento na nona semana de gestação. *Infelizmente, os batimentos cardíacos do embrião não existem*, declarou o médico ao perceber na tela congelada que alguma coisa estava fora de ordem. Era um aborto espontâneo retido. Um útero ao mesmo tempo cheio e vazio. Meu útero. Choque.

Era nossa segunda gestação, desejada, planejada e festejada. Sua DPP seria em abril. Fomos fazer a primeira ultrassonografia e, de uma hora para a outra, voltamos com a sentença de que tudo acabaria ali. Expectativas. Sonhos. Um filho. Acabaria ali. Na tela estática e fria. *Sinto muito. Podem aguardar do lado de fora que daqui a pouco entrego o resultado da ultrassonografia.* Mas eu já não escutava mais nada do que era dito. Queria chorar. Queria gritar. Mas meu corpo não obedecia. O fim daquele começo.

Abri o vidro da janela no banco do carona. Voltávamos para casa e eu sentia o vento bater nos meus cabelos. Queria que ele levasse embora para longe meus pensamentos. Não queria ouvir nenhuma palavra, apenas sentir aquele momento. Inevitavelmente, a notícia foi dada à família e aos amigos. A partir daí, aquele bebê, que até então era esperado com amor e carinho, que até então era um sonho para várias pessoas, se transformava em algo que precisava ser deixado rapidamente para trás. *Fica tranquila, você já tem um filho. Calma, já, já você engravida de novo.* Como dizer para as pessoas que aquele bebê não podia ser substituído? Cada filho é único.

Mas e então, você já fez a curetagem e tirou?, perguntas carinhosas que machucam na alma. *Não, não tirei. Não vou tirar. Vou aguardar a saída espontânea dele até quando for possível.* Naturalmente, assim eu escolhi. Tinha um tempo razoável para aguardar com segurança, a obstetra me assegurou. Paciência. Conviver por alguns dias com o bebê sem vida dentro de mim com certeza enlouqueceu algumas pessoas. É compreensível. Não estamos prontos para lidar com a morte, principalmente com a morte de bebês. As pessoas insistiam em querer saber se eu já havia feito a curetagem. Não, apenas aguardei. Dentro do que era seguro.

Era uma quinta-feira e eu corrigia as provas dos meus alunos da faculdade quando, de repente, alguma coisa aconteceu. Fui ao banheiro e, para minha surpresa, ele estava ali, inteirinho. Desprendeu-se e deslizou para fora de mim. Peguei-o delicadamente na palma da minha mão. Analisei com cuidado. Olhei cada pedacinho. Deslizei meu dedo com suavidade por toda a sua pequenina estrutura. Senti a coluna vertebral e as costelas em formação. Visualizei os protótipos dos bracinhos e perninhas. Conversei. Chorei. Me despedi. E deixei que continuasse seu caminho.

Embriologicamente,[19] ele falhara. Não tinha conseguido fechar todo o seu corpinho ao longo da coluna vertebral. Ele havia se fechado em cima, mas não embaixo. Amorosamente, ele tinha vencido, pois conquistou – para sempre – seu lugar de segundo filho no meu coração. O luto é um processo, e vê-lo foi fundamental para mim. Pegar seu pequeno corpo foi a transição do mundo das ideias para o mundo real. Ajudou a fazer a ficha cair e entender que eu tinha perdido aquele bebê.

Que os lutos possam ser vividos. Inspirem, a todos, sensibilidade. Expirem paciência e compaixão. Aguardem o tempo daquela família. Não diminuam a existência de um bebê que se foi, ainda como embrião, com frases como *Já, já você engravida de novo*. Certo dia, recebi uma mensagem de uma pessoa que também havia passado por um aborto espontâneo. Ela dizia para eu me permitir sentir e chorar por esse bebê, entendendo que nunca um próximo filho substituiria aquele que não ficou entre nós. Foi marcante. Afinal, alguém que entendia minha dor.

Algumas poucas horas depois da sua saída espontânea, eu me senti muito fraca e percebi uma grande quantidade de sangue fluindo. Avisei ao meu marido e pedi que ele viesse para casa me encontrar. Liguei também para a minha médica, que recomendou que eu fosse para a maternidade. Ele havia saído intacto, porém o saco embrionário ficara retido dentro do útero. Então, uma AMIU (aspiração manual intra-útero) era necessária.

Ah, meu querido bebê, que tão pouco esteve aqui comigo. O tempo contado pelos relógios não é o tempo dos sentimentos. Sua presença foi breve, mas intensa. Preencheu por

---

19 A embriologia é a área da Biologia que estuda o desenvolvimento embrionário dos organismos vivos.

nove semanas meu útero e preenche continuamente meu coração. Dias se passaram desde a experiência na maternidade,
mas o nó na garganta não desatava. Eu me sentia sufocada
por aquela ausência. Busquei então uma sessão extra com
a minha psicóloga. Como sou grata por essa sessão, pelo
lindo trabalho de despedida, entrega e aceitação que fizemos.
Eu enfim, o entreguei, deixei-o partir. Sempre me imaginei
como mãe de três filhos, e hoje sei que os tenho.

17

A chave que comanda o início da ignição. A partida, o primeiro momento. Passo a passo. A abertura da válvula. O preenchimento da cavidade com uma mistura de substâncias que fará todo o processo acontecer. A contração extrema e perfeita como resposta. Precisa ser exemplar, regular e completa. E, então, a explosão. Simples, pontual e definitiva. O movimento se dá. Um intrincado complexo de ações para que o funcionamento ocorra. A tecnologia artificial da combustão. A máquina. O olhar em analogia ao processo natural, o parto também tem seus atos desencadeados de maneira intrincada e única.

A chave é o bebê. O corpo feminino é estimulado a dar a partida. A crescente hormonal. O passo a passo. A liberação pelo hipotálamo da preciosa substância – a oxitocina. Pulsos de hormônio que provocam as contrações e a dor. A mistura de substâncias com o antídoto perfeito – as endorfinas. A cada pulso de oxitocina, um pulso de endorfina. É o corpo feminino gerando a sensação dolorosa e atenuando-a ao mesmo tempo. Precisa ser perfeito, regular e completo, como as ondas crescentes das contrações. E, então, a expulsão. Milimétrica, visceral e definitiva. O nascimento se dá. A tecnologia natural do corpo. A máquina perfeita. Mas, para além da perfeição hormonal e mecânica do parto, há de se ponderar: o funcionamento dessa biomáquina pode ser dissociado da mente? Por que é tão comum entre as mulheres o medo desse intrincado processo natural? Por que prevalece a crença de que precisamos sempre de algo externo para trazer nosso bebê ao mundo?

85

O parto é um evento fisiológico tal qual tantos outros do corpo feminino, e tempos atrás era acompanhado por parteiras na casa das gestantes. Mas no século XX, iniciou-se uma migração em grande escala para os hospitais. Com o avanço do uso de antibióticos e o surgimento de novas tecnologias, a mortalidade materna e neonatal diminuiu. A grande questão é que a mortalidade materna no Brasil tem se mantido constante e superior à de países desenvolvidos,[20] independentemente do excesso de intervenções realizadas no parto. Estamos reféns da própria tecnologia, criada, em princípio, para amenizar situações potencialmente prejudiciais para a mãe e o bebê. O paradoxo perinatal brasileiro: o suposto adoecimento e morte por falta de tecnologia apropriada e também por excesso de tecnologia inapropriada.[21] Ambiguidades. A tecnologia artificial criada para um propósito, porém chegando a outro lugar.

Por que intervimos tanto? Talvez seja a resposta do modelo tecnocrático da obstetrícia[22] no qual estamos inseridas, em que o paradigma é a separação do corpo e da mente, das partes. Como se o corpo fosse olhado com uma lupa para um zoom imaginário. O trabalho de parto observado em blocos, o corpo que precisa de ajuda. Da descentralização da atenção ao protagonismo da mulher. A quem o parto pertence, afinal? Ele é inerente a quem? Utilizar inadequadamente a tecnologia

20 Daphne Rattner, "Humanização na atenção a nascimentos e partos: Breve referencial teórico". *Interface, Comunicação, Saúde e Educação*, Botucatu, v. 13, pp. 595-602, 2009.
21 Simone Grilo Diniz, "Gênero, saúde materna e o paradoxo perinatal". *Revista Brasileira de Crescimento e Desenvolvimento Humano*, São Paulo, v. 19, n. 2, pp. 313-26, 2009.
22 Modelo tecnocrático da obstetrícia: Um dos modelos obstétricos pensado pela antropóloga Robbie Davis-Floyd.

ou realizar intervenções desnecessárias pode trazer prejuízos tanto para a mãe quanto para o bebê.[23]

Por que, afinal, é tão comum entre as mulheres o medo desse intrincado processo natural? Ora, porque o parto, apesar de ser esse lindo e poderoso processo fisiológico, não é puramente biológico para nós, seres humanos. Há de se pensar na vertente social e cultural, particularidades nossas. A visão e as crenças inerentes ao parto são interdependentes da cultura na qual a mulher está inserida. Um vasto Planeta Azul e, em cada canto geográfico, o parir pode se mostrar de maneiras totalmente diferentes. Vivemos com base em paradigmas. Qual é seu paradigma sobre o parto?

---

23 Maria do Carmo Leal et al., "Intervenções obstétricas durante o trabalho de parto e parto em mulheres brasileiras de risco habitual", op. cit.

18

A intervenção que volta a pôr nos eixos o processo de nascimento e que salva vidas é a intervenção necessária. É precisa, nem sempre cirúrgica, mas, em alguns casos, é essencial. É o limite de segurança para a díade[24] mãe-bebê, quando o processo natural se torna danoso e a tecnologia entra em cena trazendo a solução. O excesso de intervenções pode ser prejudicial e não encontra respaldo em estudos internacionais.[25] O trabalho de parto é um processo fisiológico que, em alguns momentos, precisa de correção, e não um processo potencialmente perigoso que acontece sem ajuda externa por pura sorte. A lógica do sistema obstétrico brasileiro está invertida, e voltar para a lógica natural é urgente.

A primeira vez a gente nunca esquece. Tudo fica gravado na memória, em um cantinho especial da nossa mente. Costumo dizer que toda doulagem é como se fosse a primeira, porque, considerando que cada parto é uma caixinha de surpresas, nunca sabemos com exatidão o que cada dupla mãe--bebê nos fará experimentar. Mas com esse casal seria, de fato, a primeira vez. Não minha primeira doulagem, mas sim o primeiro acompanhamento de gestação gemelar. Dois bebês em um útero, simultaneamente. Muito mais incômodo para o corpo materno, mais peso e cansaço. No caso daquela mãe,

---

24 Para a Sociologia, díade representa um grupo social de duas pessoas; o menor grupo social possível.
25 Maria do Carmo Leal et al., "Intervenções obstétricas durante o trabalho de parto e parto em mulheres brasileiras de risco habitual", op. cit.

ainda havia o desafio de inserir posturas de ioga que ajudem nessa jornada. A vontade dessa mãe em ter seus bebês da maneira mais natural, e a dificuldade de construir essa experiência dentro do contexto de atendimento do Sistema Único de Saúde (sus), no qual o acompanhamento do parto acontece dentro da escala do plantão do dia.

Determinação era seu sobrenome. E era preciso que fosse mesmo. Durante o pré-natal na maternidade do sus, tudo já tinha sido definido e, para que o parto normal fosse uma possibilidade real naquela instituição, os dois bebês precisariam estar cefálicos no período do termo, quando ela entrasse em trabalho de parto. Nosso primeiro desafio já estava lançado, e, depois da liberação do obstetra, ela se manteve firme na prática dos exercícios que passei para ajudar os bebês a se posicionarem melhor dentro do útero. O mantra que precisamos entoar continuamente: trace seu objetivo, delimite os planos, converse exaustivamente com seu obstetra e sua doula, mantenha o foco, mas, em determinado momento, entregue, confie, acredite e agradeça. A cambalhota aconteceu: um útero e dois bebês de cabeça para baixo.

A espera pelo término daquela gestação não parecia estar tão longe, e assim se confirmou. Um dia, algum tempo antes das quarenta semanas, um líquido claro insistia em escorrer sem parar pelas pernas da mãe. Era madrugada quando ele apareceu. *Su, fiz xixi agora, porém o finalzinho não consegui segurar direito [...] Quase não deu para segurar o início, chegando ao banheiro escorreu pelas pernas, não tinha cheiro de xixi.* Eram várias as mensagens em sequência no meu celular. Naquela manhã mesmo ela teria consulta na maternidade. *Aproveita que você vai para a consulta agora de manhã e leva a mala por precaução, caso já queiram te internar.* Aquele sentimento no coração de que tudo estava prestes a se iniciar. E foi o que aconteceu.

Entre a logística de arrumar as coisas no carro, o deslocamento para a maternidade – que era distante –, dar entrada e aguardar a consulta, as cólicas apareceram. *Quando chegarem à consulta, me avisem. Se decidirem internar, me avisem também, já vou deixar tudo meu organizado por aqui.* E, assim, o nascimento daqueles dois bebês se aproximava. *Su, vou internar. A bolsa rompeu mesmo, estou fazendo cardiotocografia.* Põe uma roupa, checa a mala de doulagem, forra o estômago e sebo nas canelas. Quando os bebês chamam, eu vou, e aquele era um chamado duplo.

A dinâmica deliciosa dos partos, pela qual sou apaixonada. Paixão em enxergar a beleza visceral daquele momento. As sensações corporais são inerentes ao trabalho de parto, mas dor é um aspecto totalmente subjetivo e intangível. E o sofrimento é opcional. Sinta a força que emerge do seu próprio corpo e navegue junto com ela. A onda avançará na praia, independente da força de seus músculos contra ela. Ela virá, isso é certo. Crescerá, isso é esperado. Se dissipará. O que te parece mais orgânico: encarar a onda para o choque frontal ou navegar junto com ela? Apenas respire e mergulhe fundo. O poder que surge de dentro do seu próprio corpo não pode ser capaz de te engolir, se é você mesma quem produz essa potência. Você é o poder.

Entre massagens, aromas e o encorajamento de todos os presentes dentro daquela pequena sala de parto, o chorinho miado do primeiro bebê foi ouvido. Um lindo parto normal. Aquele corpinho quente e escorregadio pesando sobre o peito materno. O reconhecimento. A troca de olhares entre mãe e filho. O choro de alegria. Mas, logo depois, era como se o tempo estivesse passando em câmera lenta, mesmo com todas as decisões da equipe técnica sendo tomadas de maneira extraordinariamente acelerada e precisa. *Traz a máquina de ultrassom para verificarmos a posição do segundo bebê e, enquanto isso, ausculta os batimentos com o sonar* [...] *Está cefálico, mas os batimentos estão caindo muito durante as contrações.* Era quase possível palpar a respiração de todos dentro daquela sala. O toque do obstetra principal e a confirmação, depois da saída do primeiro: o segundo bebê desceu na pelve com um pro-lapso de cordão umbilical.[26] O tempo observado em câmera lenta enquanto as decisões eram tomadas em uma velocidade surpreendente.

Depois do toque que confirmou o prolapso de cordão, a mão do obstetra permaneceu ali na tentativa de amenizar a compressão do cordão e a bradicardia[27] do bebê a cada con-tração. *Vamos para a sala de cirurgia!*; *Su, fica com meu bebê para mim. Não tira os olhos.* Eu era apenas prontidão a esse pedido. Então, quase como em um efeito dominó, o primeiro ato de-sencadeou a sequência que viria a seguir. Toque contínuo, a maca entrando, a passagem para a maca e a mudança de am-biente, a entrada na sala de cirurgia, a anestesia administrada, velocidade, verificação de sensações para o corte, a tensão de uma possível necessidade de anestesia geral, o momento em que as pernas finalmente adormecem e a mãe continua alerta para a chegada do seu segundo bebê.

A pequena sala de parto inicial, de repente, se tornou um imenso espaço de exercício da paciência enquanto eu

---

26 O prolapso ocorre quando o cordão umbilical se projeta através do colo do útero na frente da apresentação fetal. Configura uma emergência obstétrica de alto risco de mortalidade e morbidade neonatal, pois existe a forte compressão da veia umbilical que compromete a oxigenação fetal (Denise Cordeiro, Francisco Feitosa e Jordana Paiva. *Protocolos assistenciais em obstetrícia.* Imprensa Univer-sitária: Fortaleza, 2020).

27 Segundo o dicionário Michaelis, "lentidão anormal do batimento cardíaco".

aguardava a cirurgia acontecer. Vigilante contínua do primeiro bebê que descansava quietinho no bercinho aquecido. Sem choro, como se sentisse o momento pelo qual o irmão passava. Era como se fosse a primeira vez, e foi. A primeira gestação gemelar que acompanhei, o primeiro prolapso de cordão que presenciei. A intervenção cirúrgica necessária. A incisão precisa. A beleza da cesárea que salva vidas. A decisão certa. Um corpo, dois bebês e duas vias de nascimento distintas.

19

Venha para ficar. O único pensamento que navegava pela minha mente. O mundo cíclico e o ciclo da vida. Eu me sentia um pouco egoísta por pensar dessa maneira, mas era uma proteção. *Queira ficar.* Uma gota de suor insistia em se acumular no canto da testa. O coração acelerado. Medo. Era preciso ter a paz no coração de que viveria uma nova história. Mentalizar os novos caminhos que se apresentavam. Internalizar a energia da aceitação. Aconteceria o que fosse preciso acontecer.

Um frio percorreu minha espinha quando questionei meu marido, em abril de 2013, se ele por acaso se lembrava da data da minha última menstruação. Eu ainda vivia a perda do nosso último bebê. Uma gestação de apenas nove semanas, naturalmente interrompida. Abril era um mês vazio, o mês da chegada desse bebê que resolveu não ficar entre nós. Abril era um mês triste. E foi em abril que me descobri grávida mais uma vez. Alegria e medo faziam parte dos meus dias.

Ansiedade e insegurança insistiam em dominar minhas sensações. A verdade é que é muito difícil descobrir uma gestação depois de ter passado pela experiência de um aborto espontâneo retido. O exercício de manter a paz de espírito é diário, mas os fantasmas da situação anterior são fortes. Foco e concentração. E a repetição do mantra: acontecerá o que for preciso, e eu não tenho poder sobre isso.

Esse novo bebê me trouxe uma gravidez marcada pelas diferenças. Enjoei como nunca havia enjoado nas minhas duas primeiras gestações. Tive azia até o dia do parto. O medo era um sentimento constante dentro do meu coração, apesar do meu esforço em me manter positiva e confiante todos os dias. Eu me olhava no espelho e não achava que minha barriga crescia. Os subterfúgios criados pela mente. Foi uma gravidez com dificuldades para mim. Alegria e medo. Uma gangorra de emoções. A busca pelo parto humanizado não era um desafio naquele momento; eu me sentia desafiada na busca por mim mesma e pela conexão com aquele ser humano que crescia dentro de mim.

Seria confortável para mim apenas continuar com o obstetra que acompanhou meu primeiro parto. Mas nada nessa vida é linear, e eu decidi que mudaria tudo dessa vez. Queria poder vivenciar outras experiências. O árduo caminho percorrido na minha primeira gestação em busca de um atendimento humanizado me rendeu muitas coisas maravilhosas, como conhecer inúmeras doulas que se tornaram minhas amigas – e acabar tendo dificuldade em escolher quem seria a doula que me apoiaria nesse novo parto –, conhecer outros médicos, ter contato com outras possibilidades. Meu marido já havia embarcado comigo nessa jornada uma vez, é claro que embarcaria de novo agora. A onda nesse momento era outra, e, apesar de já me sentir preparada de alguma maneira, sabia que minha decisão atual seria uma bomba para a maior parte – ou todos – da minha família. Apenas respire e dê o primeiro passo.

20

Desaceleramos o carro e lentamente fomos examinando número por número. *Eu olho desse lado da rua e você olha do outro*. Olhares atentos à procura do que estava no anúncio. Sem fotos, guiados apenas pelo endereço. O sol confundia nossa mente com sua dança escaldante, o Rio da música, "purgatório da beleza e do caos". A rua era pequena e logo o que procurávamos apareceria. Expectativa. Fileiras de carros organizando as laterais das calçadas. O colorido contraste entre o céu azul e o verde das árvores. A imponência da montanha encravada na rua lateral e na vista do horizonte. Um bom refúgio.

O muro verde despontou na esquina. Paramos o carro e o coração acelerou. Era o que procurávamos. Precisávamos de espaço para as crianças correrem e brincarem no quintal, molhados de piscina e com olhos brilhantes. O portão foi aberto e minha primeira visão foi a mala gigantesca sendo puxada pela parteira, em um "tremelique" das rodinhas passando por aquelas lajotas de pedra. O caminho perfeito, isso aconteceria. Eu trouxe minha mente de volta para o presente e explorei tudo o que pude no ambiente. A casa era viva e ainda estava habitada. O que pode ser melhor do que visitar um imóvel ainda pulsando, com a sala de jantar ocupada pelas súplicas de uma mãe empunhando uma colher cheia de arroz e feijão em direção ao filho mais novo?

Saí com um sorriso. Era ali. Poderíamos parar de procurar. Cresci em uma casa e gostaria de proporcionar isso aos meus filhos. Entre visita imobiliária, cartório, papéis, registros e assinaturas, muitos dias. Entre mudança, arrumação, trabalho, vida, pré-natal e o nascimento, meses. O portão da garagem permitiria a passagem daquela mala enorme, cheia de materiais necessários e fundamentais para a assistência domiciliar. Aquela figura de cabelos lisos, olhinhos puxados e óculos sempre pendentes na pontinha do nariz chegaria contemplando o ambiente, trazendo a maior bagagem não na mala física, mas sim na mala de conhecimentos e evidências científicas que carregava na mente. Sempre precisa e analítica, treinada e certificada ao que se propunha a fazer. A casa do resto das nossas vidas, o cenário para aquele parto, com a assistência da parteira urbana.[28] Era ali. E aconteceria.

---

28 Como são conhecidas as profissionais técnicas habilitadas à assistência ao pré-natal e ao parto de gestantes de risco habitual. São as parteiras que possuem graduação, sendo enfermeiras obstetras ou obstetrizes. Possuem capacitação e autonomia para prestar assistência a gestantes de risco habitual tanto no ambiente hospitalar quanto no ambiente domiciliar. É esperado que as parteiras urbanas atuantes no ambiente domiciliar possuam também treinamento em emergências obstétricas, maternas e neonatais.

21

Majestosa e imponente. Órgão que carrega uma grande simbologia para alguns, simples peça acessória para outros. De toda maneira, única. O elo de existência. A ligação. Aquela que sustenta e permite o desenvolvimento. Que nutre e oxigena, através do cordão umbilical, com suas artérias e veia, o novo ser que se forma. A árvore da vida. Esta, que define com sua saída, o final do processo: a placenta. Era ela que dominava minha atenção naquele momento e me obrigava a praticar o exercício da total entrega. Nada podia ser feito, só me restava aguardar.

No resultado daquela ultrassonografia, uma palavra me incomodou profundamente. *Baixa. A placenta está baixa.* Eu me sentei no último degrau da escada, em frente à porta do banheiro, que estava aberta, e contei para meu marido o que constava naquele papel. Uma gestação marcada pelas diferenças. Enjoo, azia, medo e, agora, uma placenta baixa. Enquanto ele tomava seu banho, olhava para mim e retrucava com sua mente lógica e pragmática: *Está quase marginal? Paciência! Fazer o quê?* Paciência era tudo o que eu não tinha naquela ocasião, apesar de não ter poder nenhum sobre o posicionamento da placenta dentro do meu útero. Mas me incomodava o fato de ter que esperar que a posição da minha árvore da vida mudasse e eu pudesse continuar com tranquilidade o planejamento do meu parto domiciliar.

Elas migram. A maior parte das placentas se adere perto do colo do útero quando ele ainda é pequeno e migra lentamente para o fundo uterino à medida que esse útero cresce de tamanho. Fato é que o ideal é ela estar lá no fundo, bem longe do colo do útero, que precisa dilatar para permitir o nascimento do bebê durante o parto. Ela é a intermediária entre mãe e filho. O órgão criado para receber o sangue materno de um lado, absorver os nutrientes e o oxigênio e, do outro lado, enriquecer o sangue do bebê e levar todo esse alimento e oxigenação para ele por meio do cordão umbilical. Se permanece aderida margeando o colo uterino, no momento da dilatação pode sofrer com o impacto desse movimento de abertura e comprometer de alguma forma essa conexão entre mãe e filho. Um parto com maior possibilidade de sangramento, que requer mais atenção. Não era isso que estava nos meus planos.

Compartilhei o resultado da ultrassonografia com minha parteira em um misto de aflição e esperança. *Vou precisar que você faça outra ultrassonografia mais para frente para confirmarmos o posicionamento da sua placenta*: era o veredito que eu temia. Esse detalhe poderia impossibilitar meu parto em casa. Nada podia sair da normalidade. Para um parto acontecer no ambiente domiciliar, uma série de critérios devem ser levados em conta. E essa análise começa já no início de tudo. O parto domiciliar não é uma opção para qualquer gestante, é preciso passar pelo crivo da elegibilidade. Palavras difíceis para algo que é claro: apenas gestantes de risco habitual, sem nenhuma intercorrência médica na gestação, são elegíveis e aceitas por equipes de parteiras urbanas para terem seus bebês em casa. Além disso, precisam morar a uma distância segura de um hospital que tenha plantão obstétrico 24 horas, para a eventual necessidade de uma transferência por urgência no desenrolar do parto. Eu sabia que qualquer situação que significasse aumento de risco no parto faria minha opção pelo nascimento domiciliar escorrer por entre meus dedos, como um punhado de areia. Apenas o tique-taque do tempo me traria essa resposta.

22

"Julgar: decidir, resolver como um árbitro; lavrar ou pronunciar uma sentença de absolvição ou condenação; formar juízo acerca de, avaliar; formar conceito sobre alguém ou alguma coisa; conceber na imaginação, imaginar, supor."[29] Uma pequena e simples palavra do nosso vocabulário que revela uma grande característica humana. Julgamos uns aos outros continuamente. Julgamos de modo sumário, sem direito de defesa. Sem conversa, sem entendimento, sem "ambas as partes". Julgamos no nosso íntimo, em silêncio, com apenas um olhar. Escaneamos de cima a baixo com os olhos cortantes, ávidos por bater o martelo com uma decisão – precipitada e equivocada, muitas vezes – sobre o outro. Julgamos o tempo todo e fazemos isso com base apenas nas nossas suposições.

Aquele já era um almoço tradicional entre os amigos da sua empresa. Todo final de ano, antes das festas, a tão aguardada despedida do ano que chegava ao fim. Dezembro é um mês mágico, porque carrega uma grande simbologia de encerramento do que se viveu e de abertura pelo que está por vir. Balanço de doze meses vividos, descontração, amigos-secretos, risadas, euforia, almoços de trabalho demorados, confraternização. Era o que ele esperava viver ao entrar na churrascaria. Estavam em um cartão-postal, com a deslumbrante vista do Aterro do Flamengo. Assim como o Cristo Redentor, ele chegou de braços abertos para a baía de Guanabara em

29 Definição segundo o Dicionário Michaelis.

direção aos amigos já reunidos ali. O ambiente perfeito para aquela tarde de alegria. Aquele momento estava apenas começando, e eu só saberia de tudo aquilo muitas horas depois, quando ele chegasse do trabalho e trocássemos as palavras de sempre: *Tudo bem? Como foi seu dia de trabalho?*

Escolhi ficar em silêncio para todos em geral. Não contava para as pessoas minha escolha pelo parto em casa. Não por medo, porque eu não tinha, uma vez que tudo que decidimos estava amparado por uma base sólida de estudos científicos e preparação. As estatísticas nós conhecíamos, e foram apenas os números que fizeram meu marido aceitar a opção do nascimento em casa. A gestão dos riscos para a mente pragmática e matemática. O conhecimento deles, de fato. As consultas demoradas com aquela parteira urbana, enciclopédia viva das bases bibliográficas que precisávamos conhecer. Os números na ponta da língua, o planejamento nos simples detalhes. Escolhi o silêncio por pura exaustão de ouvir que era louca pelo simples fato de querer um parto normal na gestação do meu primogênito; minhas forças já tinham sido exauridas naquela primeira experiência. Nessa ocasião, queria apenas a paz da espera, pois essa gravidez já era conturbada por si só pelo fato de ter vindo depois do aborto, trazendo-me a ansiedade do medo de perder meu bebê novamente – em qualquer tempo gestacional que fosse. Para mim, era suficiente meu marido saber que o parto em casa é um evento seguro para as gestantes de baixo risco, atendidas por profissionais qualificados.[30] Mas meu marido e eu não somos a mesma pessoa e,

---

30 Tanto a OMS quanto a Federação Nacional de Ginecologistas e Obstetras (FIGO) respeitam o direito de escolha do local de parto pelas mulheres e reconhecem que, quando assistidos por profissionais habilitados, há benefícios consideráveis para mulheres que querem e podem ter partos domiciliares planejados (Melania

por algum motivo próprio, ele comentava abertamente com os amigos nossa opção para o local de nascimento do nosso filho.

A mesa já estava cheia e ele foi um dos últimos a chegar. Foi só o tempo dos costumeiros abraços e cumprimentos iniciais para que ele sentasse e ouvisse a pergunta fatídica: *Agora que você chegou, podemos começar o interrogatório. Que história é essa de parto domiciliar? Você e a Susana enlouqueceram?* O julgamento sumário, sem direito de defesa. Já havíamos enlouquecido por termos escolhido essa forma de nascer. Em um momento de pausa, meu marido não sabia nem ao certo como responder, em parte por acreditar que não devia satisfação a seus amigos sobre aquele assunto, em parte por saber que, de loucura, aquela decisão não tinha nada. Sempre em tom de tranquilidade e conservando seu jeito conciliador, ele respirou, pensou e começou a explicar. *Estatisticamente, os riscos do parto domiciliar planejado e do parto hospitalar são semelhantes; se há qualquer problema médico durante a gestação, o parto domiciliar deixa de ser indicado. Existe uma equipe treinada acompanhando. No caso de uma emergência durante o parto, a enfermeira obstetra tem condições de fazer a primeira linha de cuidado tanto materno quanto neonatal e encaminhar para a transferência.* Recheada de mitos, crenças e cultura, essa conversa não levou a nada, e todo o seu esforço foi em vão. Já estávamos condenados previamente à irresponsabilidade, e nada do que ele falasse mudaria aquele veredito. *Bem, espero sinceramente que dê tudo certo*, assim encerrou a conversa a mesma pessoa que havia começado o interrogatório. Eu preferia o silêncio, por saber

Amorim, "Parto domiciliar: Direito reprodutivo e evidências. Estuda, Melania, estuda!", 8 ago. 2012. Disponível em: estudamelania.blogspot.com/2012/08/estudando-parto-domiciliar.html).

que, para a maior parte da sociedade, nós já estávamos condenados ao veredito da falta de responsabilidade e da crença
de que apenas a sorte fazia parte dos nossos planos para o
nascimento. Julgados com base em suposições e no total des-
conhecimento de que, na verdade, o planejamento para um
parto domiciliar passa por um detalhamento profundo e pela
análise particular de cada gestação e parto. Não, não é para
todas. Não, não é de qualquer jeito. Não, não se atende um
parto em casa munida apenas de bacias com água quente,
travesseiros e incensos. Mas quantas pessoas estão, de fato,
abertas a falar sobre isso?

23

Era uma pintura. De beleza única e particular. Um toque molhado e macio. Era possível analisar cada detalhe pausadamente, perpassando meus dedos com delicadeza por aquela pele recém-nascida. Um abraço quente e escorregadio. Olhinhos inchados e levemente puxados, piscando com cuidado na tentativa de focalizar a única coisa que conseguia naquele momento: o rosto materno. O primeiro olhar, o reconhecimento. Dele e meu. Um momento mútuo. Um nariz de batatinha inspirando ar pela primeira vez. O fino delineado daquela boca miúda e carnuda. A sobrancelha rala e quase inexistente era a moldura perfeita do rosto fofo e com duas grandes bochechas rosadas. Cabelos grudados na cabeça pela presença do vérnix[31] e um corpo de quatro quilos e 54 centímetros. Era ele, meu mais novo filho, chegando um dia depois do aniversário do pai, testando todos os meus limites, desde a gestação até o parto.

O tempo para aquela última ultrassonografia que confirmaria o posicionamento da minha placenta havia chegado. Enfim a migração acontecera e agora ela estava aderida ao fundo do útero, para a minha tranquilidade. Como essa gestação era marcada por diferenças e desafios, além da placenta, eu também tive de me preocupar com o posicionamento do bebê dentro do útero. Não podia acreditar, a todo instante eu

---

31 Substância gordurosa e esbranquiçada que cobre a pele dos bebês recém--nascidos, protegendo-a.

tinha preocupações com novas situações que poriam meu parto domiciliar em risco. Um verdadeiro teste de limites. Queria o conforto da minha casa para o parto, meus detalhes e a presença de Rafael na chegada do irmão. Nada disso seria possível se o bebê continuasse pélvico[32] como estava. Apenas mais essa etapa.

A maior parte dos bebês se posiciona de cabeça para baixo para o nascimento. A posição cefálica é a mais comum, mas com 34 semanas de gestação a cambalhota ainda não havia acontecido. Eu simplesmente não podia acreditar. A todo instante, eu traçava comparações entre minhas gestações. Na gravidez de Rafael, a essa altura de idade gestacional ele já estava cefálico havia muito tempo. O exercício da paciência que insistia em bater à minha porta. Meus limites. Teria de acontecer. Minha expectativa era verdadeiramente grande para enxergar o caminho livre, afinal, sem nenhum outro obstáculo para meu desejo. Com 36 semanas, eu teria mais uma consulta com a parteira e pintaríamos a barriga. *Ele tem de estar cefálico*, era a única coisa que eu mentalizava.

Assim como a placenta marginal, o posicionamento pélvico do bebê não era o que esperávamos para um parto domiciliar. Para que um parto transcorra em casa, nenhuma questão que aumente o risco deve existir. Seguia com minha expectativa, preparando-me da melhor maneira possível. Tudo o que eu podia fazer, fazia. *Meu filho, todo o ninho está preparado. Os detalhes mínimos estão organizados. Já lavei as meias que esquentarão seus pequeninos pés, todas as suas roupinhas estão perfeitamente organizadas. A piscina para seu parto já está inflada e todos os apetrechos necessários já estão comprados.*

32 O bebê que está sentado dentro do útero.

O cilindro de oxigênio já está alugado e seu pai já deixou pronta toda a engenharia com as mangueiras para encher a piscina. Agora é com você, dê a cambalhota e vamos fazer tudo isso acontecer. E assim eu conversava com ele, dia após dia, dentro de mim. Mas sentia que precisava deixar fluir.

Eu quero. Quero muito que tudo aconteça como estou planejando. Mas estou, mais uma vez, acariciando minha própria barriga e conversando com você para te dizer: você está livre. Faça como quiser, eu respeitarei sua vontade. Eu espero pela sua cambalhota e torço para que esteja em sintonia comigo nessa caminhada. Aceito a forma como você irá se posicionar, meu caçulinha. Confio no Universo.

24

Game over, o destino estava selado, não havia mais nada que pudesse ser feito. *Encaixou de nádegas*, estava dito. Comprovado pela imagem da ultrassonografia. Independentemente de exercícios, conversas, mentalizações. Aquele bebê havia decidido chegar de "bumbum para a lua". Como seria o planejamento daqui para a frente?

O que você conversou com a obstetra sobre essa possibilidade que estava se desenhando e agora está confirmada pela ultrassonografia?, questionei à minha doulanda sobre o caminho a ser seguido a partir dessa confirmação. Era sua segunda menina e ela já tinha passado por um parto normal no nascimento da primeira filha, não desejava passar por uma cesárea nessa segunda experiência, a não ser – é claro – que fosse realmente necessário. Seria necessário? Era relativo.

Conversamos sim, sobre tudo isso, ela estava sendo acompanhada por uma médica obstetra que tinha a experiência necessária para assistir com segurança a um parto pélvico. A chave de toda a questão para esse caso estava aí, na experiência médica. Para que um bebê sentado nasça de parto normal é necessário que o médico obstetra conheça a dinâmica de desprendimento fisiológico desse bebê na pelve materna. Saiba identificar os possíveis problemas nessa saída e, o mais importante de tudo, saiba realizar as manobras existentes para manejar eventuais problemas durante a saída. Em casos nos quais o médico não tem experiência suficiente no parto pélvico, a opção é a cesárea. Apesar de a obstetra ter a perícia necessária para atender a esse tipo de parto, a decisão final também dependia, naturalmente, de a mulher estar disposta a passar por isso. Um dos pilares do atendimento humanizado: decisão informada e compartilhada. A equipe técnica apresentou de todas as opções seguras a serem consideradas, respaldadas pelos estudos científicos mais atualizados, dando, assim, a base necessária para a mulher tomar as decisões que são possíveis. O tripé: segurança, informação atualizada e respeito ao protagonismo feminino.

Tudo estava sendo detalhadamente discutido nas consultas de pré-natal. *O trabalho de parto pode evoluir muito rápido quando o bebê está pélvico, então minha médica informou que tenho de avisar tudo logo no início. Desde os primeiros sinais. Tenho de avisar mesmo que sejam os pródromos.* E assim foi feito. Era uma quinta-feira quando tudo aconteceu. Ela trocou mensagens comigo e com a médica, e, em pouco tempo nos encontramos todos na porta da maternidade. Cheguei ao hospital e informei ao segurança que uma gestante em trabalho de parto estava para chegar, assim já teria ali disponível uma cadeira de rodas caso ela se sentisse mais confortável em subir para a sala de parto com essa ajuda. Ao abrir a porta do carro para recebê-la, uma forte contração e o abraço para sustentar seu corpo com meus braços. *Vamos respirar juntas, com calma, para superar mais essa onda.* Apesar da recomendação da OMS sobre a liberdade de escolha de posição pela mulher para o nascimento do bebê cefálico, no caso de parto pélvico era mais interessante permanecer de quatro apoios no momento da descida pela pelve e da saída do bebê, e foi um dos pedidos da obstetra. Em quatro apoios, o sacro[33] pode se mover livremente e, nessa posição,

---

33 Segundo o dicionário Michaelis, "nome dado a um dos ossos que formam a pelve. Relativo ao osso sacro".

temos a maior possibilidade de diâmetro dessa pelve para permitir a passagem. Que os espaços estejam livres.

Permaneci ao lado dela, encorajando-a a superar as sensações corporais intensas, enquanto o marido fazia o mesmo do outro lado do seu corpo. Com a cabeceira da cama hospitalar na inclinação ideal, ela podia ficar confortavelmente de quatro apoios com o suporte macio para os joelhos. Enquanto isso, a obstetra observava do outro lado a saída gradativa do bebê, com toda a atenção necessária. Deslizando suavemente pela pelve, sua menina caçula chegou amparada pela médica, que logo em seguida entregou o bebê para receber o primeiro abraço materno. Sob o olhar atento e carinhoso da pediatra, ela deu seu primeiro chorinho. Na noite daquela quinta-feira, voltei para casa refazendo mentalmente todo o passo a passo daquele parto. Não era o primeiro bebê que eu via nascer de bumbum para a lua, mas era o primeiro bebê pélvico que eu via nascer de parto normal.

25

Empurre! Não tem como não fazer força quando o puxo[34] vem. Ele simplesmente vem e te arrebata. Pensei que fosse morrer. Pensei que seria partida ao meio. Pensei que não daria conta. Em determinado momento, não pensei em mais nada. Involuntariamente. Queria sentir a cabeça do meu filho saindo, assim como senti a do Rafael, mas tentava aproximar minhas mãos e não sentia nada! Apesar de tantos puxos, nada. Até que aquele "nada" macio chegou no limite. Passei meus dedos mais uma vez e era como se tocasse em uma almofada molhada. *Ora, não deveria ser uma cabeça dura?*, pensei. Demorei a entender que sim, era a cabeça, porém ainda protegida pelo casulo chamado bolsa de líquido amniótico. A bolsa não havia rompido. *Empurre!* Novamente aquela vontade incontrolável de fazer força e, de repente, o círculo de fogo. *Eu vou morrer!* Ali tive plena certeza. Ele vinha, protegido pela bolsa intacta, dentro do seu mar particular. Independentemente do meu medo de morrer, rasgar ou o que fosse. O puxo vem e te arrebata. Era incontrolável empurrar para que aquela cabeça macia saísse. E assim foi, ele chegou. Lucas, meu bebê empelicado.

O embrulho perfeito para o presente mais esperado. Fazer a transição entre os dois mundos de maneira quase imperceptível. Chegar sem que as membranas da bolsa se rompam. O fascinante nascimento de um bebê dentro da bolsa de

---

34 Sensação incontrolável de fazer força espontaneamente sentida pelas parturientes durante o período expulsivo do processo de nascimento.

líquido amniótico. Meu caçula chegou assim, em um evento raro. Acredita-se que a chance de um bebê nascer empelicado seja de um a cada oitenta mil partos. Para alguns, uma chegada envolta em boa sorte; para outros, apenas uma coincidência. Para mim, não havia dúvidas: aquele lindo casulo natural saído das minhas entranhas era uma bênção e trazia meu bebê arco-íris.[35]

Lá estávamos nós, olho no olho. Encarando um ao outro. Minha consciência e eu. Era como se eu estivesse enxergando meus próprios medos e sombras. Verbalize o que te apavora. Olhe-se no espelho. É preciso se despir por dentro para parir. O trabalho de parto é uma pequena caixa de Pandora: ao sinal do desencadeamento das contrações, nunca sabemos com exatidão o que virá à tona. Está grávida e se preparando para um parto humanizado? Verbalize seus medos. Fale. Troque. Compartilhe. Com seu obstetra, com sua parteira, com sua doula. Com o grupo, com sua terapeuta. Ouça suas incertezas e trabalhe suas possibilidades.

Tenho medo de que ele não faça a cambalhota. Eu precisava ser sincera comigo mesma naquele momento, tinha medo de ter que ir para o hospital por conta disso e seria necessário amadurecer muito, dentro do meu coração, a ideia de um parto pélvico. Precisaria de tempo, apesar de eu não dispor de muito naquela ocasião. O que me deixava segura? Saber que estava sendo acompanhada por uma parteira experiente e habilidosa. Saber que, independentemente de qualquer coisa, eu teria um atendimento sob medida e cuidadoso.

---

35 Como são conhecidos os bebês nascidos de mães que tenham passado, anteriormente, por um aborto espontâneo ou uma perda neonatal.

Pintaríamos a barriga naquele dia. Uma ultrassonografia natural. Um lindo desenho colorido de como o bebê estava posicionado no meu útero. O sorriso estampou meu rosto quando abri a porta da garagem para ela. Afinal, eu respirava aliviada. A imagem da ultrassonografia mostrava nitidamente: havíamos conseguido. Não precisaria mais me preocupar, tínhamos um bebê encaixado de cabeça. Aos 45 minutos do segundo tempo, mas tínhamos. Era isso, até que o próximo desafio se anunciasse.

26

A substância alucinógena mais poderosa tem um nome: chama-se oxitocina. Era nisso em que acreditava. Foi o que meu parto mostrou para mim. Permaneci sozinha e, de tempos em tempos, minha doula vinha e "dava uma olhadinha". Paz. Meu corpo estava livre para se movimentar da maneira como quisesse. Ouvi uma sugestão de tomar uma chuveirada. A viagem mais louca. A cada contração, era como se eu viajasse mais para dentro de mim mesma. A conexão com o mundo externo foi lentamente se apagando. Flashes. Alguém se aproxima lentamente e entra no boxe junto comigo, era a parteira auscultando meu bebê. *Não quero desistir*, eu repetia insistentemente. Mergulhei de cabeça na fase de transição, bem apelidada de fase da covardia. Permaneci no chuveiro por muito tempo até que a piscina estivesse cheia, linda e quentinha me esperando. A imersão perfeita. Relaxamento muscular. Até a próxima contração. E ela veio acompanhada com uma nova sensação: *Empurra!*

Quero que você comece a pensar sobre o que irá fazer caso passe da DPP *e se encaminhe para 41 semanas.* Aquela frase me pegou no contrapé, não estava preparada para ela. Não sei por que minha surpresa com a afirmação da parteira àquela altura do campeonato e depois de tantas reviravoltas naquela gestação. Por que imaginei que ele nasceria na mesma idade gestacional do irmão mais velho? Santa ingenuidade. É claro que isso não aconteceria, simplesmente porque meus limites vinham sendo testados a todo momento.

Mais um. A recomendação do Ministério da Saúde brasileiro para que sejam evitadas gestações pós-termo (que excedem as 42 semanas), em gestantes de risco habitual, é realizar a indução do parto com 41 semanas de gravidez. Na nossa próxima consulta, obrigatoriamente, teríamos de falar sobre isso. Discutir métodos não farmacológicos de indução, para estimular o corpo a entrar em trabalho de parto e evitar a necessidade de internação hospitalar para realizar uma indução farmacológica.

Rafael nasceu com 39 semanas e 5 dias. E agora, com essa idade gestacional, a única coisa que eu sentia eram pródromos e nada mais. Muitos e intensos. Que me enganavam. Na minha primeira experiência, não os senti; dessa vez, senti dia após dia por longas semanas. Não criar expectativas: esse é o segredo para o parto. Não se preparar é diferente de não criar expectativas. Esteja preparada para o processo, conheça-o em detalhes, saiba identificar a fisiologia, o passo a passo do corpo, do que acontece na grande maioria das vezes, entenda as intervenções, conheça o que pode acontecer com você e com seu bebê. Mas esteja aberta à flexibilidade. O roteiro não pode estar engessado, o parto é vivo e ele pode te levar a caminhos não imaginados.

Não fazia ideia de quando entraria em trabalho de parto. Já tinha ultrapassado a minha DPP e, para mim, toda contração que sentia eram pródromos. O exercício necessário de aplicar na prática o que eu falava em teoria: *Agora é hora de respirar fundo, relaxar, curtir o final da gestação, se desligar de protocolos e regras. Está tudo em dia, consultas de pré-natal, exames... Tudo acontecerá quando tiver de acontecer.* De repente, em uma terça-feira como outra qualquer, fui acordada às cinco da manhã com pródromos estranhamente doloridos. Com quarenta semanas e cinco dias de gestação, às vésperas de ter de decidir sobre métodos de indução, as primeiras contra-ções do trabalho de parto chegaram de mansinho. Meu filho dormia, meu marido dormia, mas eu sentia algo que me fazia não dormir mais. Às seis e pouco da manhã, decidi, apenas em "caráter informativo", enviar a primeira mensagem para a parteira. Ainda tinha dúvida do que aconteceria daquele momento em diante, mas a certeza já havia tomado conta do meu corpo. Aquele era o dia. Meu caçula estava para nascer.

27

Calor e nada mais. A cada contração, meu corpo entrava em uma pequena ebulição e parecia ferver. Meu filho Rafael acordou por volta de oito da manhã e me questionou se eu estava com dor de barriga. As crianças e sua sabedoria de enxergar as situações com a naturalidade que elas têm. *Quase isso, filho.* No meio de uma das minhas ebulições particulares, recebi uma ligação de uma das minhas doulas, mas não a percebi. Nada era mais importante para mim do que a concentração que emanava do meu corpo para lidar com as contrações. O processo havia se iniciado. De repente, a porta do quarto se abriu e nossos olhos se cruzaram, os meus e os da minha doula. Ela estava aqui e todo o restante da equipe estava começando a chegar, bem de mansinho.

Respeite o processo. Como diz Michel Odent:[36] o parto é tímido. Entre sem fazer barulho. Toque aquele corpo apenas se tiver consentimento. Peça licença, se desculpe. O centro da atenção não é você, é ela, o portal da chegada. É ele, o bebê que chegará. Fique atento ao conforto daquele corpo que comporta outro corpo. Ofereça apoio, não sinta pena. Sinta aquele poder. Olhe com olhos que confortem e que admirem. Encante-se com a jornada do nascimento. Se precisar se sentar no chão para auscultar, sente-se. Se precisar se deitar no

---

36 Michel Odent é um renomado médico francês, um dos nomes mais conhecidos no universo da humanização do parto. Segundo ele, os hormônios do parto são tímidos, principalmente a ocitocina. Conheça mais sobre Michel Odent acessando seu site: institutomichelodent.com.br.

chão, deite-se. Se precisar se molhar para aparar aquele bebê, molhe-se. Ofereça o conforto que aquela mulher merece para que seu corpo faça o que ele está preparado para fazer (para os profissionais técnicos da assistência ao parto).

Foi num piscar de olhos. Abri momentaneamente minhas pálpebras e capturei aquela imagem. Meu marido subindo as escadas empunhando a gigantesca mala. Ela havia chegado. Silenciosamente. E não estava sozinha. Elas trabalham em dupla, as parteiras urbanas. Um time composto de duas profissionais. Ambas treinadas e preparadas. Duas, para uma assistência mais completa. E se acontecesse um evento urgente com mãe e filho? Uma profissional para prestar assistência para cada um. Com a grande mala repleta de materiais necessários para o parto. As parteiras urbanas levam para a casa da parturiente os mais diversos materiais, o que é necessário para o parto, como, por exemplo, banqueta, sonar e outros; até materiais para prestar a primeira linha de cuidado para um atendimento de urgência para mãe e bebê, caso seja necessário. Estabilizar para transferir. E trazem tudo o que é necessário para o cuidado do pós-parto, como balança para o bebê, linha de sutura em caso de laceração de períneo, entre outros. Tantos detalhes, todos cuidadosamente acomodados dentro daquela grande mala. Particularidades de um evento pouco conhecido, o parto domiciliar planejado.

28

As lágrimas rolaram pesadas pelo meu rosto assim que o avião decolou. Olhei pela janela e, a cada minuto, a paisagem cinzenta da cidade ia se tornando menor e menor, até que não se via mais nada, só azul e nuvens no céu. A sensação que tive foi de que aquela cidade tinha se apagado, simplesmente evaporado... Levantamos voo e *puf*! Passe de mágica.

Aquele portão de garagem nunca mais seria aberto da maneira convencional. As voltas da vida, os rumos que mudam. Escolhas. Seria ali. Quem diria! Quando entrei naquele avião, anos atrás, indo embora de Salvador rumo à Cidade Maravilhosa, o que buscava era estudar a vida, mas não a de pessoas. Foram anos mergulhada na biologia, entre graduação, mestrado, pós-graduação, trabalho... Sem imaginar que seria tomada pela minha paixão profissional apenas depois que engravidasse e passasse pela experiência do nascimento dos meus filhos. De repente, estava sentada ali, suando frio e com o coração acelerado, recebendo todas aquelas gestantes para falarmos sobre nascimento de seres humanos. Aquele espaço sendo preenchido pelas falas de cada uma. A partilha de vivências e a troca de experiências. O Ishtar Jacarepaguá.

Era sagrado. O despertar do alarme, o banho, um gole de café, a porta de vidro deslizante que se abria para o ambiente onde a roda acontecia – a garagem de casa transformada em um espaço para gestantes. A sistemática de preencher os cartões para receber as novas participantes. Aqueles sábados eram especiais. Recebi tanto apoio, carinho e informações nas reuniões de que participei como ouvinte, então agora era hora de eu retribuir isso. Meu grande xodó, o grupo.

Lucas tinha poucos meses no dia da primeira reunião e, no meu colo, observava atento tudo a sua volta. Os tapetes de ioga recobriam o chão e as almofadas acomodavam as pessoas. As primeiras falas eram conduzidas por nós, coordenadoras do grupo, e em pouco tempo tudo fluía sem que precisássemos fazer mais nada. Reuníamos pessoas que buscavam o mesmo objetivo. Esteja entre os seus e caminhe lado a lado. A jornada não precisa ser solitária. Juntos, nossos passos são mais firmes. Uma nova vida profissional que a maternidade me trouxe, quase como um *puf*! Passe de mágica.

29

Está acontecendo. Aqueles olhos brilhantes sorriam para mim. *Sim, está.* Acontecia desde as primeiras horas daquela manhã. *É hoje.* A felicidade que te invade quando chega o grande dia. Estava acontecendo para nós duas, de maneiras diferentes. Entrei no carro e a acomodei junto a mim, respirávamos em uníssono ainda em êxtase pelo que estávamos vivendo pela primeira vez. O primeiro parto, para ela e para mim.

Aquele primeiro encontro foi curioso. Não poderia chamar de encontro pré-parto, mas era, afinal. Eu ainda vestia diariamente minhas roupas especiais de amamentação para suprir a demanda de um bebezinho muito lindo e comilão. Quando a campainha tocou, não imaginava que aquele momento seria um pequeno caos da vida cotidiana de uma mãe com duas crianças. Eles estavam ali para me contratar como doula e seria a minha primeira vez. Enquanto eu administrava Lucas com seu pedido miado de "mamá", um Rafael de três anos puxava a barbicha do marido dela. Nesse cenário, tudo aconteceu e nós estabelecemos nosso vínculo. Minha primeira doulanda.

Entre nós e a maternidade, uma via expressa com o trânsito intenso de uma manhã de trabalho. Passo uma das mãos pelo encosto da cadeira do motorista e toco o ombro do marido dela, na tentativa de lembrá-lo: *Daqui a pouco chegaremos lá.* Estamos no parto para oferecer suporte físico e emocional para as gestantes, mas também para os acompanhantes. A doula é da família inteira. Aquele foi o dia em que vi a primeira filha deles nascer e alguns anos mais tarde, veria também a segunda.

Entrelaçadas para sempre. O que realmente aconteceu não foi apenas minha primeira doulagem. Foi uma grande amizade e admiração, por ela e por ele. Entrei naquele carro dando o primeiro passo do resto da minha vida. E ali tudo fez sentido para mim. Era isso. Eu precisava auxiliar as mulheres nessa jornada rumo ao nascimento. Uma experiência protagonizada por elas, independentemente da via de nascimento. Meu combustível, minha paixão. Idealizando que todas pudessem ter sempre acesso a um atendimento individualizado e baseado em estudos científicos atualizados. Seria essa a realidade?

Não. Não pode. Assim não é bom. Não vai conseguir. Impossível. É muito pequena. É muito grande. É muito baixa. É estreita demais. Não vai passar. Não vai aguentar. Vai querer desistir. Você não está fazendo a força certa. Não consegue. Não sabe. É fraca. Para que isso? Tá louca. É perigoso. Vai abrir mão de toda a modernidade? Isso não é normal, não. Você é bicho? Agora vai gritar? Fica quietinha para eu te ajudar. Assim não consigo fazer nada por você. Tira a mão daí que vai contaminar. Fica deitada, não se mexe...

Agora pare e respire. Um passo de cada vez.

Parem o tempo. Que mistérios são esses que andam sussurrando nos seus ouvidos? Onde? Aqui! Lá! Entreouvido por aí. Nas notícias que vemos nos jornais. Até quando? Talvez possam nos sugerir: há de ser frágil, não suficiente ao que se pretende. Se é frágil? Seja forte! Insuficiente? Seja suficiente! A análise e indagação detalhada e a busca por outras opiniões profissionais. No seu tempo. Puxe o fio do novelo. Quero para ti a força das correntes profundas dos mares, constantes e firmes, que emergem quentes e leves, trazendo a explosão da vida.

Que a verdadeira protagonista desse espetáculo seja festejada e estimulada. Que seja encorajada e munida de muita informação. Que a fruta não seja arrancada às pressas, mas que consiga amadurecer e se desprender do pé quando se mostrar pronta. Que possamos ser como aves, milimétricas, organizadas na desorganização do seu voo. Leves, livres, soltas. Chegando à altitude em que merecem estar. Cada uma em seu voo particular, mas com a força e proteção de todo o conjunto delas. Que planam serenas, que abrem suas asas. O que eu desejo para você? Ah, o que eu desejo... Desejo não apenas as ondas, mas o mar inteiro. A possibilidade de expansão. Desejo a paz da escolha informada, porque sem informação não há escolha. Que possamos abrir nossas asas para, enfim, planar.

AGRADECIMENTOS

Trinta anos sem que eu pudesse imaginar que minha vida iria mudar, por inteiro, somente 39 semanas depois que um ser crescia dentro de mim. Obrigada, Rafael, meu filho.

De repente, achando que já conhecia a força do parto, veio Lucas e mostrou que nada neste universo é tão óbvio. Obrigada, Lucas, meu filho.

Mas a grande reverência é para vocês, mulheres, que me mostram, através dos relatos no grupo, como a força deve estar no coletivo. Obrigada a cada uma que esteve presente nas rodas do grupo de gestantes.

O meu carinhoso obrigada também a vocês, minhas doulandas, que me mostram diariamente como cada corpo é único e cada chegada reserva um enredo todo especial.

Agradeço, especialmente, a cada ensinamento e cada aula do Anderson Cavalcante e da Cinthia Dalpino no Clube do Autor, sem os quais certamente nenhum dos sentimentos que transbordavam do meu coração teriam se transformado em palavras.

A todos vocês, muito obrigada.

Fontes GT Sectra, Neue World
Papel Pólen Bold 90 g/m²
Impressão Imprensa da Fé